农村老年
健康知识读本

吕　青　主编

U0248284

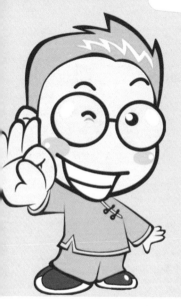

中国环境出版集团·北京

图书在版编目（ＣＩＰ）数据

农村老年健康知识读本 / 吕青主编 .—北京：中国环境出版集团，
2018.11

（新农村健康教育系列丛书）

ISBN 978-7-5111-3442-4

Ⅰ . ①农… Ⅱ . ①吕… Ⅲ . ①农村－老年人－保健－基本知识 Ⅳ .
① R161.7

中国版本图书馆 CIP 数据核字（2017）第 306663 号

出 版 人	武德凯
策划编辑	徐于红
责任编辑	王 菲
责任校对	任 丽
封面设计	几至工作室

出版发行　中国环境出版集团（100062 北京市东城区广渠门内大街16号）
　　　　　网　　址：http://www.cesp.com.cn
　　　　　电子邮箱：bjgl@cesp.com.cn
　　　　　联系电话：010-67112765　编辑管理部
　　　　　　　　　　010-67162011　生态分社
　　　　　发行热线：010-67125803　010-67113405（传真）

印　　刷	北京中科印刷有限公司
经　　销	各地新华书店
版　　次	2018年11月第1版
印　　次	2018年11月第1次印刷
开　　本	880×1230　1/32
印　　张	6.125
字　　数	100千字
定　　价	28.00元

【版权所有。未经许可，请勿翻印、转载，违者必究。】
如有缺页、破损、倒装等印装质量，请寄回本社更换。

《新农村健康教育系列丛书》

丛书总策划

总策划：刘剑君　罗永席

策　划：么鸿雁　陶克菲　徐于红

丛书总编委

丛书主编：刘剑君

丛书副主编：么鸿雁　赵文华　陶　勇

么鸿雁　钱　玲　吕　青

丛书秘书：郑文静　王琦琦

丛书编写办公室

主　任：徐于红

副主任：赵　艳

成　员：俞光旭　赵楠婕　王　菲

《农村老年健康知识读本》 编 委 会

主　编：吕　青

副主编：亓　晓　郭　威

编　委：（按姓氏笔画排序）

　　　　亓　晓　吕　青　李　园　张曼晖

　　　　郭　威　姜巧巧　窦相峰

　　健康是促进人全面发展的必然要求，是经济社会发展的基础条件。随着我国疾病谱、生态环境、生活方式的不断变化，城乡居民的健康问题也日益复杂，面临多重疾病威胁并存、多种健康影响因素交织等诸多问题。当前，受经济发展、生产生活环境、卫生条件和健康设施等诸多因素影响，广大农村地区面临的健康问题更加严重，农村居民获取的卫生和健康知识不足、渠道有限，对健康教育的需求也非常迫切。

　　在中国疾病预防控制中心和中国环境出版集团的共同努力下，我们精心策划出版了这套《新农村健康教育系列丛书》，旨在为农村居民了解和学习卫生健康知识提供专业指导，通过最适合当前广大农村地区实际情况的健康知识传播途径，针对主要的健康问题，开展有效地健康教育，并通过倡导健康文明的生活方式、培养自主自律的健康行为、营造健康支持性环境，对农村居民的个人健康、生活质量和家庭幸福产生积极的促进作用，以支持广大农村地区开展健康教育工作。

　　本丛书有三个鲜明特点：一是深入浅出。以农村居民为主要读者群体，通俗易懂地讲述健康知识。二是图文并茂。采用插图和照片等多种方式，传递健康信息。三是实用有趣。通过故事性地叙述，形象生动地呈现农村居民生产生活中的实用知识。我们衷心期待本丛书能为广大农村居民获取健康知识、改善生活质量发挥积极的促进作用，并推动全社会更加关心、关注、关爱广大农村地区的健康事业发展！

本丛书第一辑推出农业伤害预防、儿童健康、妇女健康、老年健康、营养、理性饮酒、环境、常见慢性病防治和结核病防治九本知识读本，从不同方面为农村居民介绍卫生健康知识，全方位提供专业指导。

《新农村健康教育系列丛书》编委会

目　录

第三章　老年心理与健康

第六章　老年人相关政策

第一章

老年与健康

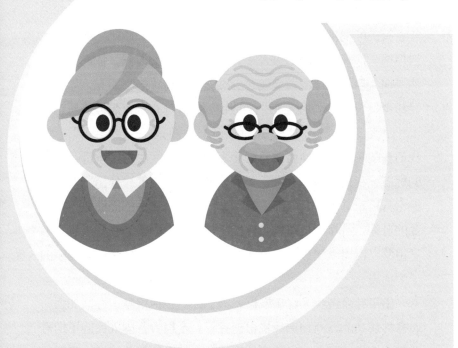

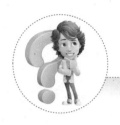

1. 你老了吗？

随着年龄的增长，我们发现，越来越频繁地听到有人说起与年老有关的词。当你第一次被小娃娃甜甜地叫"奶奶"的时候，当你第一次在公交车上被人"尊敬"地让座的时候，你会不会突然发现，自己已经不再年轻？当然，也会有一些小朋友，年纪轻轻却老是说"哎呀，我老啦"，每当这时候，你有没有想笑的感觉？

"老了"是一个比较模糊的名词，我们总在说"老了"，但我们真的知道多少岁就属于老年人了吗？其实每个国家都有不同的标准，我们也会根据地区、社会现状以及人的身体情况，加以综合分析，才能进行年龄的合理划分。由于生命的周期是一个渐变的过程，壮年到老年的分界线往往是很模糊的。有些人认为做了祖父、祖母就是进入了老年，也有的人认为退休是进入老年的一个标志。

由于社会进步、经济发展，人们的养生保健意识逐渐加强，对各种疾病的诊断和治疗也日趋完善，全世界各国人民的平均寿命普遍提高。因此，世界卫生组织对老年人的划分又提出了新的标准，将44岁以下的人群称为青年人，45～59岁的人群称为中年人，60～74岁的人群称为年轻的老年人，而只有75岁以上的才称为老年人；最后，把90岁以上的人群称为长寿老人。这一标准也将逐步取代我国与发达国家现阶段划分老年人的通用标准。

我国历来称 60 岁为"花甲之年",并规定这一年龄为退休年龄,同时亚太地区的规定是 60 岁以上为老年人。因此,我国现阶段是以 60 岁作为划分中年人和老年人的通用标准。

具体年龄阶段和相应的称呼是这样的:45 ~ 59 岁为老年前期,我们称之为中老年人;60 ~ 89 岁为老年期,我们称之为老年人;90 岁以上为长寿期,我们称之为长寿老人;而 100 岁以上的老人我们有一个特殊的称呼叫作"百岁老人"。

除了世界卫生组织对年龄的划分,还有一些其他非正式但很有意思的年龄划分方法,如年代年龄、生理年龄、心理年龄、社会年龄等。

所谓年代年龄通常是指出生年龄,是个体离开母体后在地球上生存的时间。西方国家规定 45 ~ 64 岁为初期,65 ~ 89 岁为老年期,90 岁以上为长寿期。发展中国家规定男子 55 岁、女子 50 岁为老年期。我国根据实际情况,规定 45 ~ 59 岁为初老期,60 ~ 79 岁为老年期,80 岁以上为长寿期,这个年龄段的老人也就是外国人所说的"oldman""oldwoman"。

所谓生理年龄是指以个体细胞、组织、器官、系统的生理状态、生理功能以及反映这些状态和功能的生理指标所确定的个体年龄。生理年龄的测定主要采用血压、呼吸量、视觉、血液、握力、皮肤弹性等多项生理指标来决定。一般会把人分为 4 个时期:出生 ~ 19 岁为生长发育期,20 ~ 39 岁为成熟期,40 ~ 59 岁为衰老前期。因此按照生理年龄来说的话,60 岁以上被认为是老年人。生理年龄和年代年龄的含义是不同的,往往也是不同步的。

所谓心理年龄是根据个体心理学活动的程度来确定的个体年

龄，它是以意识和个性作为主要的测量内容。心理年龄分为 3 个时期：出生～ 19 岁为未成熟期，20 ～ 59 岁为成熟期，60 岁以上为衰老期；心理年龄 60 岁以上的人被认为是老年人。心理年龄和年代年龄的含义是不一样的，也是不同步的。例如，一个人的年代年龄可能已经 60 岁了，但他的心理年龄可能只有 45 岁。

所谓社会年龄是根据一个人在与其他人交往中的角色作用来确定的个体年龄。也就是说一个人的社会地位越高，起的作用越大，社会年龄就越成熟。

综上所述，年代年龄是无法改变的，但是生理年龄、心理年龄和社会年龄却可以通过身心锻炼、个人努力加以改变的，从这个意义上说，我们可以在一定程度上推迟衰老的到来，葆住青春状态。

作为一个文化古国，中国古代对不同年龄的老年人有着很多不同而有趣的说法，例如，人到 50 岁，会说年逾半百，已经到达知非之年、知命之年、艾眼之年、大衍之年；而到 60 岁，则会用花甲之年、平头之年、耳顺之年、杖乡之年来形容；"人到

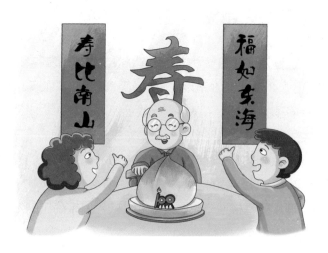

七十古来稀"是我们耳熟能详的，另外，你知道杖国之年、致事之年、致政之年也是形容 70 岁的老人的吗？而以杖朝之年去形容 80 岁的老人、以耄耋之年形容 80 ~ 90 岁的老人；当老人到了 90 岁，身上往往会生出老年斑，很像是鲐鱼背上的斑斑点点，因此也有了鲐背之年的形容；而对于达到长寿之期 100 岁的老人，期颐之年是最大的赞美。

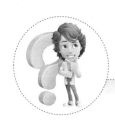

2. 年龄的增长会给我们带来什么样的改变？

随着年龄的不断增长，包括我们的大脑在内，各个脏器的生理机能会出现逐渐衰退的趋势，功能也有不同程度的退行性改变。

首先，我们比较容易发现的是，老年人常常会出现运动反应迟缓的情况。在正常的生理状况下，我们的视觉或触觉等感官接收到外界给予信号后的瞬间，便会向大脑传输针对性极强的感官信号，这些信号经过大脑皮层分析处理后，会很快地做出判断，并决定自身的反应，把行动的信号传输给运动系统，骨骼和肌肉系统会忠实地执行大脑的指令，而做出相应的动作。例如，打球时，我们看到球飞过来的方向、速度，大脑会做出判断，并命令身体迅速做出扑救的动作。但如果是一个老年人在打球的话，感官系统随着机体的衰老，反应已经开始迟缓，信号传输速度会明显减慢或降低，通常老年人的反应速度会比青年人减慢20%～30%，因此打球时的反应会出现明显的迟缓现象，有可能球都飞过去了却打不到。而这样的迟缓表现也常常出现在老人们的行走、持物动作、发音等诸方面。

其次，我们常常看到老年人记忆能力降低，这也是老年人一个显著的特征。成人记忆随年龄增长而发生变化，这是一种自然现象，可称为记忆的正常老化。虽然它往往会给老年人带来不便，但一般来说，对他们的工作、学习和日常生活还不至于产生很大影响。老年人记忆的特点和主要变化可归纳为：①初级记忆比次级记忆好。初级记忆是人们对于刚刚看过或听过的，当时还在脑子里留有印象的事物的记忆。初级记忆随年老而减退得较缓慢，老年人一般保持较好，与青年人差异不显著。次级记忆是对已经看过或听过了一段时间的事物，经过复述或其他方式加工编码，由短时储存转入长时储存，进入记忆仓库，需要时间加以提取，这类记忆保持时间长。次级记忆随年老而减退的现象明显多于初级记忆，年龄差异较大。这一特点可以简单地归纳为：刚发生的事能记得，以前发生的事就不记得了。②再认能力比回忆能力好。再认是当人们对于看过、听过或学过的事物再次呈现在眼前，能立即辨认出自己曾经感知过的；而回忆是刺激物不在眼前而要求再现出来，其难度大于再认。例如，老刘以前见过老张，如果你让老刘想老张是什么模样，老刘可能说想不起来了；但是如果老张站在老刘面前，老刘就能想起来是认识老张的。这一特点可以简单地归纳为：看得见的能想起来，看不见的想不起来。③意义记忆比机械记忆好。对有逻辑联系和有意义的内容，尤其是一些重要的事情或与自己的专业、先前的经验和知识有关的内容，记忆保持较好，说明信息储存的效果在于目前的信息与过去已学过的能否有很好的联系。意义记忆的减退出现较晚，一般到六七十岁才有减退。相反，老年人对于需要死记硬背，无关联的内容很难记住，机械记忆减退较多，出现减退较早，四十多岁已开始减退，六七十岁减退已很明显。这些结果也说明不同性质的记忆出现老年化的时间不同，记忆减退是有阶段性的。

我们常常会认为老年人一般都比较保守，甚至以前非常活跃、前卫的人也出现了性格的改变。这是因为老年人脑生理功能衰退，从而表现出了心理能量的减少，在生活中也常常给人一种被动、退缩和迟缓的印象。这不一定是消极的，而很可能是一种主动的自我保护。虽然价值观、生活信念较少改变，但他们学会了把有限的生活能量用在最有效的生存活动上，是一种适应性变化。

与年轻人相比，老年人也有他们的情绪特点。首先，老年人更善于控制自己的情绪。调查结果表明，老年人比青年人和中年人更遵循某些规范以控制自己的情绪，尤其表现在控制自己的喜悦、悲伤、愤怒和厌恶情绪方面。其次，老年人的情绪体验比较强烈而持久。就情绪体验而言，由于老年期中枢神经系统有过度活动的倾向和较高的唤醒水平，老年人的情绪呈现出内在、强烈而持久的特点，尤其是对消极情绪的体验强度并不随年龄的增长而减弱。老年人由于比较理性，往往通过认知调节来减弱自己的情绪反应，绝大多数老年人有积极的情绪体验，但老年人对于负性应激事件所引发的情绪体验要比青年人和中年人持久得多。由于个性、环境条件等多种因素的影响，有的老年人容易产生消极情绪，如有的老年人由于职务地位变化引起失落感和疑虑感，还有的因为健康问题等引起焦虑、抑郁和孤独感，有的容易产生不满情绪。对老年人生活满意度调查表明：从总体看，各年龄阶段的老年人对生活"很满意"或"满意"的占绝大多数，老年人的积极情绪体验表现为轻松感、自由感、满足感和成功感。

随着一天天的老去，老年人的心、肝、脾、肺、肾、眼、耳、口、鼻等重要脏器，出现着不同程度的老化和功能的减退。心脑血管疾病、糖尿病等各种疾病也相继出现，都需要人们加以更多的关注。

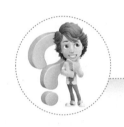

3. 什么样的行为会影响我们的寿命？

对我们每个人来说，从出生开始，我们就站在同一条生命的起跑线上，有的人笑着挺到最后，有的人中途就被罚下，而开出罚单的正是我们自己。《生命时报》综合多个国家的相关报道，提醒 11 类容易短寿的人，别让不良习惯把你推向生命的终点。

（1）长期单身的人：美国一项研究发现，单身女性比已婚女性少活 7 ~ 15 年，死亡风险增加 23%，单身男性比已婚男性寿命短 8 ~ 17 年，死亡风险高出 32%，相当于折寿 10 年，而 30 ~ 39 岁是风险最高的年龄段。近几年，我国崇尚单身的人越来越多，男女比例也出现明显失衡。工作忙、没车房、要求高、圈子小成为单身的主要原因。

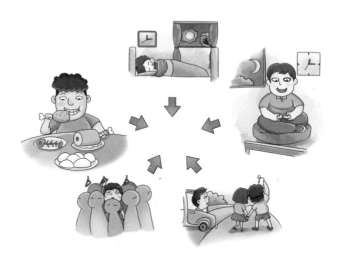

　　（2）习惯久坐的人：《英国医学杂志》刊登澳大利亚的一项新研究发现，每天久坐时间超过 3 小时就会折寿 2 年，即使经常运动也无法抵消久坐造成的健康危害。

　　（3）缺少朋友的人：美国社会学家罗文认为，朋友不仅能为我们提供资源和机会，还能帮我们分忧解难、减压增寿。美国杨百翰大学和北卡罗来纳大学教堂山分校研究人员合作完成的一项新研究发现，朋友少或几乎没朋友的人早亡风险更高。研究还发现，与一般老年人相比，社交广的老年人头脑更灵活，死亡风险可降低 22%。

　　（4）痴迷电视的人：哈佛大学研究发现，每天看电视 2 小时会明显增加早亡、心脏病和 II 型糖尿病的风险。研究人员表示，缺乏运动和不健康的饮食习惯是这一群体折寿的关键。看电视的危害在老人和孩子身上最为突出，教育部网站公布的《3 ～ 6 岁儿童学习与发展指南》建议，孩子 3 岁前别看电视；3 ～ 4 岁连续看电视不超过 15 分钟，4 ～ 5 岁不超过 20 分钟，5 ～ 6

岁不超过 30 分钟。老年人每天看电视的时间应控制在 4 小时之内，吃完饭别马上看电视，患有高血压、冠心病的老年人不要看让人大悲大喜的节目或让人激动的比赛。

（5）贪吃红肉的人：从美国得克萨斯州到弗吉尼亚州的区域被称为"糖尿病带"，这些地区人口寿命相对更短，中风发作更频繁。其中，得克萨斯州东部的安德森县居民比其他地区的人少活 7 年，这与其爱吃红肉和油炸食物等不健康的饮食习惯密切相关，贪吃红肉会导致结肠癌、前列腺疾病、风湿性关节炎等多种健康问题。研究人员表示："如果非要选一种不健康食物，那么非红肉莫属，过量吃红肉会导致预期寿命缩短 20%。"

（6）失业的人：加拿大一项涉及 15 个国家 2 000 万人口、为期 40 年的大规模研究发现，失业会导致早亡危险增加63%。另一项研究发现，老年人在经济衰退时期失去工作，寿命会缩短 3 年。

（7）上班太远的人：长距离上下班占据了人们运动、休闲、聚会等时间。研究发现，每天上下班路程超过 1 小时会导致压力倍增，其负面影响堪比久坐。瑞典于默奥大学研究人员称，每天上下班距离超过 50 千米的女性最易减寿。

（8）性爱不和谐的人：一项以男性为对象的研究发现，性爱中长期达不到高潮的人死亡率比经常能获得性快感的人高50%。美国加州大学的一项研究称，一次猛烈的性高潮相当于注射了一剂安定，有助于缓解压力，放松身心，同时可使体内抗炎细胞增加 20%。经常获得性高潮会使男人长寿概率增加两倍，使女性寿命增加 8 年。另外，女性每周获得两次性高潮，心脏病概率降低 30%。

（9）人缘不好的人：忽略与同事之间的关系可能意味着与长寿擦肩而过。以色列特拉维夫大学研究人员发现，同事的支持代表一个人在职场的融入程度，也是预测死亡率的重要因素之一，在工作中获得同事支持率偏低的人死亡率比其他人高 2.4 倍。专家指出，与同事相处需要技巧，要做到尊重、真诚、慎言、守诺，遇到冲突时，要学会控制情绪，等到心平气和时，再去解决问题，可以倾听、支持和鼓励，但不要过多地打探对方的隐私，更不可以宣扬。

（10）缺觉或贪睡的人：哈佛大学医学院最新研究表明，每晚睡眠时间不足 5 个小时或者超过 9 个小时的人平均寿命更短。长期缺乏睡眠会导致认知下降、记忆下降、肥胖等健康问题，并增加患心血管疾病、糖尿病、某些癌症的概率。研究人员建议，不能保证晚上睡眠时间的人最好中午睡半小时到 1 小时。

（11）恐惧死亡的人：对死亡的轻度恐惧有着积极意义，有利于人们积极锻炼和改善饮食，但过分担忧就会影响寿命，对中老年人更是如此。一项针对"9·11"事件后美国人的研究发现，对于死亡的极度恐惧让心血管疾病风险增加 3 ～ 5 倍。

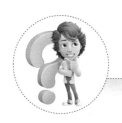

4. 我们怎么可以长寿？

朋友圈里常看到各种新鲜怪异的长寿保健方法，尝试一下也未尝不可，但纵览长寿老人的生活，也没有特殊的保健技巧，无非是 4 点：吃得好、拉得爽、睡得香、想得开。

吃得好：营养均衡吃饭七分饱。一般我们一日三餐食谱中应按照"五谷搭配、粗细搭配、荤素搭配、多样搭配"的基本原则，尽可能达到合理营养和平衡膳食的要求。但是由于老年人身体消耗少，所需的能量也少，吃饭七分饱即可，太饱也会加重肠胃的消化负担。老年人吃饭时别太着急，细嚼慢咽，最好少吃煎烤类的过硬食物。此外，老年人还可以少食多餐。

拉得爽：老人便秘别小瞧。日常生活中，很多老人备受便秘困扰，老年人占便秘人群近一半。相对于其他年龄段人群，便秘对老年人的危害也是最大的。它不仅会引起痔疮、肛裂等问题，对老年人的危害更为严重，因为排便时用力过猛，或者是疼痛刺激，常常会引起血压骤升或急性心肌梗死、脑卒中等危险事件的发生。对于便秘这个疾病来说，防患于未然，养成良好的生活习惯是最关键的。最好每日早晨起床后在厕所蹲一会儿，有意识培养按时排便的习惯，有便意不可以忍便不排。通过饮食、体育锻炼、规律生活等方式，若便秘仍不能缓解，大便次数还很少，每次大便均需用力才能解出的人，则需及时求诊。

睡得香：根据季节变换调整作息。很多老人喜欢"早睡早起"，其实这并不科学。应根据自然界节律来调整睡眠时间，简单来说，就是跟着太阳的升落来调整睡眠时间。春天万物复苏，阳气开始生发，大家即使感到困也应早起。夏天阳气旺盛，可适当晚睡些，但早上一定要早起。秋天应适当早睡，但早上还得早起。到冬天则应早睡迟起，特别是老年人。冬天自然界阳气弱，所以除非体质强健，不然不提倡早起做户外运动。另外，刚睡醒后不宜立即起床，应先让身体从侧卧蜷缩体位变为平躺体位，在床上略微躺一会儿，使四肢及各个关节伸展开来。起床后也应做一些简单伸展运动，让身体得到预热。如果睡不好，还可食用一些清心安神的食物，如百合、莲子等。这里向大家推荐一款药膳"酸枣仁粥"。做法很简单：取炒过的酸枣仁 30 ~ 50 克在水中煮 15 分钟，将酸枣仁滤出，用过滤出的水煮粥食用。但是，这款助眠粥可能会对消化道有一定的刺激，消化功能不好的人要谨慎食用。

想得开：别为了琐事斤斤计较。一般性格内向敏感的人易思虑过多，对人与事包容度不够，不满和抱怨也相对较多。当然，不良的社会和家庭环境也会对性格造成负面影响。有些老人总为子女操心，如再遇到婆媳关系不和，与亲家发生矛盾，可能造成老人失眠、焦虑、抑郁，甚至躯体功能障碍，由心理因素引起的身体各种不适，更有甚者会选择自杀。专家建议，老人应放平心态，多些包容理解，培养兴趣爱好，如跳跳广场舞、下下棋，多结交朋友，心情不好时多倾诉。如负面情绪挥之不去，长期失眠，无力排解，最好找心理医生寻求帮助，别一个人闷在心里。

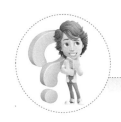

5. 所谓健康生活是指什么？

我们每个人都希望健康，但究竟什么是健康呢？

有的人说，不得病就是健康；也有的人说，合理饮食、平和心情、充足睡眠是健康。事实上，在不同的历史阶段，由于社会条件不同，不同阶层的人对于健康这个概念都有着不同的理解。

因此如何维护健康，方法和途径也是五花八门，各有说辞。但有一点可以确定的是，随着科学技术和社会的不断进步，人们对健康的要求越来越高了，同时对健康的概念也在悄悄地发生着变化。

世界卫生组织给"健康"下的定义是：健康不仅仅是指身体没有疾病，还包括具有完整的生理、心理及社会适应能力。只有这些都具备了，我们才是一个健康的人。从这个定义来说，我们的健康有生理（人体结构）、心理、道德和社会特征 4 个层次。

首先，生理健康层次。所谓的生理健康是从生物医学出发，指人体的结构完整以及各个器官的生理功能正常。所有人体的生理功能都是以身体结构的完整作为基础，人体各器官的功能协调一致来维持人体的生命活动。通俗一点说，生理健康就是我们通常意义上说的没有得病，它是一种低层次的自然人的健康，但它也是其他健康层次的基础，是必不可少的。

其次，心理健康层次。心理健康以生理健康为基础并高于生理健康。心理学家认为，人的心理健康包括以下 7 个方面：智力正常、情绪健康、意志健全、行为协调、人际关系适应、反应适度、心理特点符合年龄。了解什么是心理健康，对于增强与维护人们的整体健康水平有重要意义。人们掌握了健康标准之后，可以以此为依据进行心理健康的自我诊断。如果发现自己的心理状况在某个或某几个方面与心理健康标准有一定距离，可以有针对性地加强心理锻炼和调整，从而达到心理健康水平。如果发现自己的心理状态严重地偏离心理健康标准，就要及时地求医，以便早期诊断与早期治疗。我们判断心理是否健康有 3 项原则，分别是：①心理与环境的同一性，指心理反映的客观现实无论在形式或内容上均应同客观环境保持一致；②心理与行为的整体性，指一个

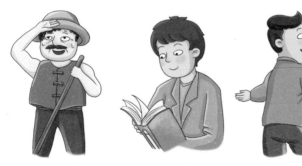

身体健康   心灵健康   道德健康

人的认识、体验、情感、意识等心理活动和行为是一个完整和协调一致的统一体;③人格的稳定性,指一个人在长期的生活经历过程中形成的独特的个性心理特征,具有相对的稳定性。

心理健康是身体健康的精神支柱,身体健康又是心理健康的物质基础。良好的情绪状态可以使生理功能处于最佳状态,反之则会降低或破坏某种功能而引起疾病。身体状况的改变可能带来相应的心理问题,生理上的缺陷、疾病,特别是痼疾,往往会使人产生烦恼、焦躁、忧虑、抑郁等不良情绪,导致各种不正常的心理状态。作为身心统一的人,身体和心理是紧密依存的两个方面。

再次,道德健康层次,也可以简单地解释为做人的道理和应有的品德。道德健康以生理健康、心理健康为基础并高于生理健康和心理健康。把道德健康纳入健康的大范畴,是有它的道理和科学根据的。善良的品性、淡泊的心境是健康的保证,与人相处善良正直、心地坦荡,遇事出于公心,则心理容易保持平衡,有利于健康状态的维护。良好的心理状态,能促进人体内分泌更多有益的激素、酶类和乙酰胆碱等,这些物质能把血液的流量、神经细胞的兴奋调节到最佳状态,从而增强机体的抗病力,促进人们健康长寿。但是，有悖于社会道德准则行事的人，其胡作非为必然导致紧张、恐惧、内疚等种种心态，会食不香、睡不安，惶惶不可终日。这种精神负担，久而久之必然引起神经中枢、内分泌系统的功能失调，干扰其各种器官组织的正常生理代谢过程，削弱其免疫系统的防御能力。道德健康的最高标准是"无私利他"，基本标准是"为己利他"，不健康的表现是"损人利己"和"纯粹害人"。所谓的"道"，既指人在自然界及社会生活中待人处世应当遵循的一定规律、规则、规范等，也指社会政治生活和做人的最高准则；而"德"是指个人的品德和思想情操。可以说，道德是人类所应当遵守的所有自然、社会、家庭、人生的规律的统称，违反了这些规律，人们的身心健康就会受到伤害。衡量道德健康的标准很多，主要包括法律法规、道德规范、职业美德、社会舆论以及除法律之外的道德约束等标准。道德健康的基本特征，首先，要有健康、积极向上的信仰，良好的信仰是形成道德健康的基石。一般来讲信仰的形成、世界观的确立，是经过了较长时期的思想活动、心理活动、生理活动和社会活动而取得的，这些活动本身就促进了人体的健康与发展，同时健康、积极向上的信仰又不断促进影响人体健康的多种因素的发展，形成更为完善的人体健康发展体系，这是道德健康的主要特征。其次，具有高尚的品德与情操也是道德健康的重要特征。同时，道德健康的人还应该有完美的人格。

最后，最高的一个层次是社会适应健康。这主要指人在社会生活中的角色适应，包括职业角色、家庭角色及婚姻、家庭、工作、学习、娱乐中的角色转换与人际关系等。社会适应良好，不仅要具有生理健康、心理健康和道德健康，而且要具有较强的社会交往能力、工作能力和广博的文化科学知识；具有社会适应健康的人，不仅能胜任个人在社会生活中的各种角色，而且能创造性地取得成就，对社会做出贡献，达到自我成就、自我实现。这是健康的最高境界。缺乏角色意识，发生角色错位是社会适应健康不良的表现。所以，社会适应健康是以生理健康、心理健康、道德健康为基础而发展的最高级健康层次。一般来说，"社会适应良好"就是说心理活动和各种行为适应当时复杂的环境变化，能为他人所理解、所接受。如果此人是一个心理健康、道德高尚的人，那么，这个人就会以积极的、有效的心理活动，平稳的、正常的心理状态，对当前和发展着的自然环境做出良好的适应。

　　一些专家认为："身无分文是贫穷，那种贫穷有时难以启齿；其实腰缠万贯，有的时候也很贫穷，甚至比身无分文的人更贫穷。还有一种人安于现状，甚至消极度日，也是贫穷，因为他缺少一种健康向上、奋斗不息、坚忍不拔、勇往直前的精神。"所以，能拥有上述四方面健康的人，方能真正称为是一个健康的人。

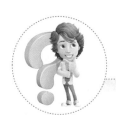

6. 符合哪些标准老年人体质就算好的？

　　在健康的定义中，首先是要身体健康，对于中老年人来说，衡量健康可能有方方面面的考虑，也会有不同的标准。一般来说，一个健康的老年人应该符合以下几个方面的特征：

（1）躯体健康。重要脏器的增龄性改变未导致功能异常，无重大疾病；相关高危因素控制在与其年龄相适应的达标范围内，具有一定的抗病能力。躯体健康也可以从健康的自我评价、医学症状、慢性病状况等方面综合分析，例如老人的形体是否处于健康状况，是否营养状况良好，体重适中；有没有显著的驼背或异常畸形。老人是否拥有一定的体力，肢体是否灵活，步态是否平稳；是否具有相应的听、视力；有没有明显的疾病等。

（2）认知功能基本正常，能够适应自身环境。处事乐观积极，自我满意或自我评价良好，能够恰当地处理家庭和社会的人际关系，积极参与家庭和社会活动。

（3）日常生活活动正常，生活自理或基本自理。我们可以看老年人的日常体力活动，如穿衣、洗澡、上厕所等基本活动是否可以自理；还可以看是否可以完成日常的功能活动，如购物、烹调、打电话等，这些反映了老年人操作家务的能力，也是老年人参与社会活动的基础。这两方面反映了老年人是否具有可以独立生活的基本条件。

也有人结合了中医和西医的判断标准，从以下 8 个方面去衡量一个老年人是否具有良好的体质。

（1）眼有神：中医认为"肾开窍于耳，肝开窍于目；肝气所通，肝肾充足，则耳聪目明"。目光炯炯有神不仅说明视觉器官与大脑皮质的生理功能良好，还说明人的精气旺盛，肝、肾功能良好。人们有一个词叫"老眼昏花"，从另一个角度说明了人衰老的表征是眼睛功能的减退。而从西医的角度而言，眼睛不仅是心灵的窗户，更有很多疾病会在眼部体现，例如眼部黄斑病变，是视力退化的一种；而眼底出血，则多半反映了脑血管的压力过高，是发生脑血管病变的前兆。老年人常常会有青光眼，通过检查也可以发现。

（2）声息和：中医认为"声息和则正气存，正气充足，邪不可干，不易得病"。而从西医角度看，声音洪亮，呼吸均匀通畅，可以说明发音器官、语言中枢、呼吸系统和循环系统的生理功能良好。

（3）齿坚固：中医认为"齿为骨之余，肾主骨生髓"。牙齿坚固就表明肾经充足，人就健康、长寿。而从西医的角度看，牙齿起到了对食物的初期研磨、帮助食物更好地消化的作用，如果出现虫牙、牙周炎等问题，会严重影响人体对食物的摄入，进而影响机体的营养水平，甚至造成营养不良。

（4）前门松：中医认为"前门松"是指小便正常。小便正常表明人的肾功能良好，膀胱功能正常，说明人的整个泌尿系统和生殖系统功能良好。

（5）后门紧：中医认为脾肾阳虚会导致中气下陷，从而引起五更泻、便秘或大便失禁，"后门紧"则是指肠道无疾病，排便通畅，表明身体健康。从西医角度看，说明胃肠蠕动正常、消化功能良好。

（6）脉形小：长寿的重要原因之一就是心脏功能好，血压和脉搏正常，血管硬化程度低，脉形小。如果脉形粗大且强，就表明此人肾水亏虚，肝阳偏亢。

（7）腰腿灵：中医认为"肝主筋，脾主肉，肾主骨；肝好筋强，脾好肉丰，肾好骨硬"。腰腿灵活说明腰腿的骨骼、肌肉、运动神经和运动中枢的生理功能协调良好。

（8）形不丰：科学研究表明，如果形体过于肥胖，就会引起高血压、冠心病、糖尿病、高血脂等多种疾病，人的健康就会因此受到影响。

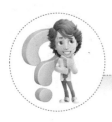

7. 盘点一下老年人体检时常做的检查和检查的意义

老年人应该每年做一次体检，尽早发现潜在的疾病，及时治疗，这是大家已经认可的。但是，到医院体检的老人几乎都会询问的问题是，我们应该做什么检查？这些检查都有什么意义呢？为了帮助老人们做好体检，管理好自己的健康，下面就让我们一起来看看。

一到体检科，首先我们都会进行身高、体重的测量。通过这些简单的测量，可以得出体重是在标准范围内，还是过度消瘦或者过于肥胖。对于老年人来说，由于现在的物质生活比较丰富，很多老年人又没有经常锻炼的习惯，因此偏胖的人比较多，而过度的肥胖往往会带来一系列的身体变化。肥胖一般分为两大类，一类是因为疾病而引起的肥胖，例如，因为某些疾病服用激素而引起内分泌紊乱造成的肥胖，这种肥胖称为症状性肥胖。这类肥胖病人占整个肥胖人数的5%左右。另一类肥胖则是由于在饮食过程中所摄入的热量，大大超过其本身所消耗的热量，而使多余的脂肪及其他养料在体内积蓄起来形成脂肪细胞，从而导致肥胖，这类肥胖的人称单纯性肥胖，这类肥胖人数占肥胖人总数的90％以上。肥胖不仅影响形体美，而且给生活带来不便，更重要的是容易引起多种并发症，加速衰老和死亡。难怪有人说肥胖是疾病的先兆、衰老的信号。肥胖的老人很多都伴有高血压、心脏病、糖尿病等。

　　血压是体检科必测的项目，对于老年人来说，血压应该经常进行自我监测。但是在我国，尤其是在农村，很多人不了解自己的血压情况。我国现有2亿高血压患者，高血压控制率却不足一成，原因之一就是患者不清楚自己的血压情况，光凭感觉用药。相当多的农民从未测过血压，只有到医院就诊时才发现高血压，甚至发生了脑出血时才被发现长期患有高血压。因此，进行体检时进行血压的测量，除可以了解当时血压的情况外，一旦发现血压比较高，还可以及时提醒老人尽早检查，避免高血压引起的心脑血管病变发生。

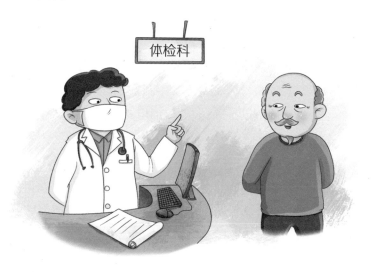

体检也会进行一些血液方面的检查，包括：血常规（了解是否有贫血、是否有感染等）、血糖（了解是否有糖尿病）、血脂（了解是否有高脂血症）、肝肾功能（了解肝脏和肾脏是否有炎症导致的功能异常）、肿瘤相关检查（了解是否有肿瘤）。

进行完测量和抽完血后，通常就会由内科、外科、耳鼻喉科、妇科、口腔科、眼科等不同科室的医生来对老年人进行常规的检查，通过医生问诊及望、触、叩、听等方法，以及借助一些仪器，可以对老人不同器官的一般情况进行基本的判断。内科通过检查心、肺、肝、脾等重要脏器的基本状况，发现常见疾病的相关征兆，或初步排除常见疾病，察看外周血管搏动状况，检查下肢是否浮肿等。外科检查可以了解皮肤、甲状腺、脊柱、浅表淋巴结、肛门、直肠指诊、前列腺、泌尿生殖器、四肢关节等部位的情况。耳鼻喉科通过检查耳、鼻、咽等有无异常，判断是否有中耳炎、鼓膜穿孔、扁桃体肿大等。妇科可以检查是否有生殖器的炎症病变或者癌性病变。口腔科对齿龈、牙周、舌、腭、腮腺、颌下腺、颚下颌关节等情况进行了解。眼科检查可以判断有无近视、远视、弱视、色盲、色弱及眼部疾病等。

除一般检查之外，老年人的体检一般围绕着老年人容易发生疾病的几个重要的器官来进行，包括以下几个方面：

（1）心脏检查。一般的检查项目主要是心电图，通过检查可以看出是否有心律不齐、心肌缺血的情况。如果老人平时生活中总觉得胸闷心悸、心前区不适，尤其有吸烟、高血脂、高血压、糖尿病、肥胖或者心脑血管疾病家族史的老人，医生有可能建议做心脏负荷试验、24 小时动态心电图、心脏彩超或者冠状动脉造影，以进一步发现心脏是否有潜在的病变。

（2）脑部检查。体检中经常包含的项目是颈动脉B超，可以通过对颈动脉的超声检查，了解颈动脉、椎动脉的血流情况、是否有粥样硬块形成并导致血液流动减缓，颈动脉是负责向大脑供血的血管，一旦发生血管的堵塞，就会出现脑供血不足的情况。由于费用问题，常规体检中一般不包括头颅CT或脑部核磁，但经常头晕、头痛、眼花的老人，则应该按照医生的建议进行相应的检查，以排查肿瘤、轻微脑梗死等早期疾病。

（3）胃肠道检查。慢性胃炎、肠炎等消化系统疾病，如果不及时根治，都有癌变的可能。虽然胃肠镜这种有创检查不要轻易做，但45岁以上的中年人最好每3～5年做一次；有息肉、结肠癌、溃疡性结肠炎家族史的人，检查的次数应更多。如果出现大便习惯改变，或大便性状改变，如血便等，则应该立即到肛肠科就诊。

（4）年龄大的老人常常存在钙流失，严重的会出现骨密度的降低，容易骨折。因此在针对老年人的体检中，常常会进行骨密度的测定以提前发现骨骼密度的改变，提示老人加强补钙。

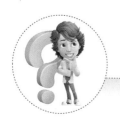

8. 教你几个自测方法，看看你老了吗？

对于老年人来说，能够保持身心健康以及可以生活自理，就达到了一定程度的健康。因此我们可以借助一些很简单的量表进行一下测试，了解老年人真实的情况，发现平时不容易注意到的、潜在的疾病迹象，通过积极的干预和调整，以及对疾病的治疗，使老年人可以更好地享受生活。下面的 2 个量表是最常用来测定老年人的日常生活能力和功能活动能力的。

日常生活能力量表

项目	评分			
1. 使用公共车辆	1	2	3	4
2. 行走	1	2	3	4
3. 做饭菜	1	2	3	4
4. 做家务	1	2	3	4
5. 服药	1	2	3	4
6. 吃饭	1	2	3	4
7. 穿衣	1	2	3	4
8. 梳头、刷牙等	1	2	3	4
9. 洗衣	1	2	3	4
10. 洗澡	1	2	3	4
11. 购物	1	2	3	4
12. 定时如厕	1	2	3	4
13. 打电话	1	2	3	4
14. 处理自己钱财	1	2	3	4

注：1 为完全可以自己做；2 为有些困难；3 为需要帮助；4 为完全不能自己做。

功能活动调查表

项目	评分			
1. 使用各种票据（正确使用，不过期）	0	1	2	9
2. 按时支付各种账单（如房租、水电费等）	0	1	2	9
3. 自行购物（如衣、食、家庭用品）	0	1	2	9
4. 参加技巧性游戏或活动（下棋、打麻将、绘画、摄影）	0	1	2	9

项目	评分			
5. 使用炉子（生炉子、熄炉子）	0	1	2	9
6. 做饭菜（有菜、汤、饭）	0	1	2	9
7. 关心国家大事或了解新鲜事物	0	1	2	9
8. 坚持 1 小时看电视或小说，收听新闻能理解、评论或讨论内容	0	1	2	9
9. 记得重要约会（领工资、朋友约会、接送幼儿等）	0	1	2	9
10. 能独自外出活动或走亲访友（3 站公交车距离）	0	1	2	9

注：0 为没有困难，能独立完成；1 为有些困难，需要他人指导或帮助；2 为本人无法完成，完全或几乎由他人代替完成；9 为未做过，不计入总分。

　　通过以上两个量表的自测，我们可以看到在日常生活中最重要的二十多件事中，老年人究竟是否可以完全独立地完成，抑或是需要别人的帮助，这对于老年人对自身的认识和家人对老年人的认识，以及老年人日后生活的安排，都有着重要的指导意义。这些表也可以过一段时间再测量一次，用来观察干预的措施是否起效，或者老年人的问题是否在逐步加重，如果加重就应该尽早到医院就诊。

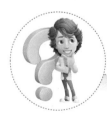

9. 记忆力和衰老有什么关系呢？

　　人在孩童时代的记忆力是最好的，随着年龄的增长，人的记忆力会在 45 岁之后进入逐渐衰退的阶段，达到 70 岁之后又将进入另一个记忆力明显降低的阶段。我们常常可以听到中年人们在自嘲记忆力减退的时候说"好记性不如烂笔头"。老年人记忆减退也有其特点，例如，老人们的理解记忆保持较好，思维衰退速度较慢，但机械记忆会明显衰退。当你让他去记忆一件事的时候，如果这件事相互之间有关联，或者与他之前的经历，尤其是与他熟悉的专业有关时，他会比较容易记住。而如果让他记忆的是没有明显关联性的事，例如，互相无关的一组词、一组数据，小孩子们可以靠死记硬背，而老年人却无法那么做，如果靠硬性记忆的话，记忆效果会非常差。另外，老年人的记忆速度也和年轻的时候不可同日而语了，他的短时记忆能力也会有明显的下降，如果要他记忆一件事，他可能需要更多的时间，重复非常多遍才能记住。

老年人有关记忆减退的另一个特点是回忆能力衰退很明显，但再认能力衰退的不是很明显。回忆是指把过去曾经经历而当前并非作用于我们的事物，在头脑中自行呈现出来的记忆过程，也就是说，以前有个事发生了，我可以想起来那个事发生的过程、细节。而再认是指人们对感知过、思考过或体验过的事物，当它再度呈现时，仍能认识的心理过程，是说以前有件事发生了，这件事如果再次发生在我面前了，我可以认出来。这二者的区别在于以前发生的事，现在是不是在他的眼前重现了。因此我们说老年人记忆减退后的特点是，如果这件事没有摆在他的面前，他就想不起来。

老年人记忆减退的第三个特点是远事记忆良好，但近事记忆衰退。我们常常可以看到老年人在回忆儿时或年轻时候的事都记得非常清楚，一说起来仿佛每个细节都还在眼前，但可能刚刚和他说的事，他一转眼就会忘了。知道了老人的这个特点后，我们就需要理解他们，不是他们故意忘了，而是真的记不住了。

那么为什么老年人的记忆会明显地减退呢？首先，除脑细胞随着年老逐渐退化导致的功能衰退以外，医学的研究揭示了一些影响因素，其中影响最多的还是疾病因素。老年人容易患上高血压、动脉硬化、糖尿病等，这些疾病都会影响脑细胞营养的供给，使脑细胞活力不足，智力逐渐衰退。其次，需要考虑的是其中有没有遗传因素的影响，遗传因素对人的影响是广泛的，能导致多种疾病和生理异常现象，对智力的影响也不例外。最后，老年人退休后，在自我认同中常常会自觉或不自觉地接受了"老"的事实，自己觉得脑袋越来越不听使唤，一切都不行了，平时也没有像上班时那么多的工作要做，也更懒得动脑用脑，致使大脑长期处于抑制状态，脑细胞缺少刺激，脑功能得不到利用和强化，造成大脑逐渐老化、衰变。如果老人在生理和感官上再发生一系列障碍，如腿脚不便、听力或视力下降、因病长期卧床等，也会使老人减少了与外界的接触，也加速智力和记忆力的衰退。

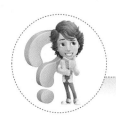

10. 什么是老年综合征？

我们经常听到人们说年纪大了，得病了，或者说得了老年病。但近年来，出现了一个新的名词，叫老年综合征，老年病和老年综合征是一回事吗？还是有所区别？

从严格的意义上说，老年综合征不是一种病，而是由好几种病形成的一个症状或者是一个症状群。例如，一个老人有时会说胡话，导致他说胡话的病因很可能不止一个，有可能除年龄太大外，还有老年痴呆，又因为最近拉肚子导致了脱水，还伴随着睡眠不好，以及吃的一堆药物引起的药物副作用，这些因素凑在一起，最终使老人表现为说胡话。因此，对于这种老年综合征，在诊断和治疗的时候就要考虑多种因素，多方治疗，否则就很难取得良好的治疗效果。我们最常见到的十大老年综合征包括：跌倒、老年痴呆、尿失禁、晕厥、老年谵妄、老年性帕金森综合征、疼痛、老年失眠症、抑郁、多重用药。

老年综合征的主要特点是，它并不是一个明确的疾病，它所表现出来的症状也往往不是致命性的，它对于日常生活的影响是从小到大，前提是发生在一个老年人身上。

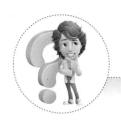

11. 要到哪里做老年人 健康综合评估？

随着人口老龄化进展加快，老年患者逐年增加，这些老年患者不仅患有多种慢性疾病和老年综合征，而且还存在复杂的心理和社会问题。随着年龄越来越大和各器官系统的逐渐老化，老年人会出现一系列非特异性症状，许多被认为是"老化"的症状，这些症状可能就是老年疾病和潜在问题的不同表现，甚至可能是老年患者功能丧失前的早期唯一表现。随着年龄的增长，越来越多的老年人处于亚健康或疾病状态，具有多病共存、多系统功能障碍、多种老年综合征的表现、多药应用或多种老年问题出现的老年疾病特点，为了发现老年人潜在的疾病或功能缺陷，要及早地加以干预，延缓或避免疾病的发生，促进功能的恢复；或者为老年患者提供确切的诊断和适当的治疗，使他可以尽早康复、及时回归社会与家庭，并对老年人进行一个综合评估，判断老年人存在的疾病或问题，为制订科学、合理和有效的治疗、康复和护理计划提供依据，从而达到促进老年患者功能状态的改善，提高他们的生存质量和健康期望寿命的目的。一般这种评估是在规模大一些的三级甲等医院里设的老年科或者康复科来开展的，老年综合评估也是老年医学中的核心技术。

　　简易的老年综合评估主要包括对老人起立行走能力的评估、是否存在抑郁状态的评估、对认知功能的评估、营养和身体质量评估、尿失禁评估以及视听功能的评估等。

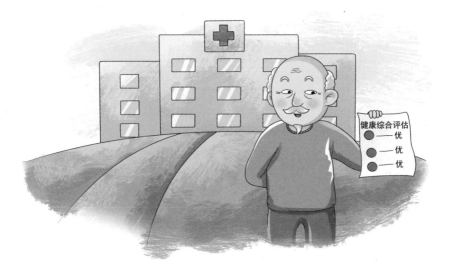

第二章

老年饮食
与健康

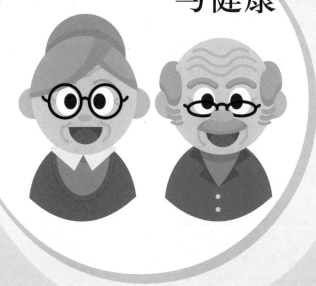

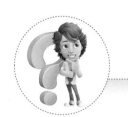

12. 都说能吃是福，
老年人也这样吗？

据专家预计，到 2020 年我国 65 岁以上的老龄人口将达 1.67 亿人，约占全世界老龄人口的 24%，在 2080 年之前，中国将是世界上老年人最多的国家。随着年龄的增长，人们身体的各项机能都在逐步退化，胃肠功能也会。那么，怎样通过饮食为老年人提供更合理的营养，怎样保持老年人的身体健康就成为非常重要的课题。我们应该"膳"待老年人，让爱的"营养"常伴左右。

事实上，老年人对于维持生命所必需的营养素的需求和大多数成年人非常相近，包括我们日常所需要的能量、优质蛋白质、脂肪、碳水化合物，还有各种微量元素、矿物质、维生素等。所不同的是老年人所需要的量和种类，并不是说吃得越多就越好。

对于健康饮食而言，比量和质更重要的，就是它的平衡性。其实这对于我们每一个人都非常重要，而对老年人就更为重要。所谓平衡，说的是膳食的多样性，通过摄取不同种类的多样化的食物来提供更为合理的营养。我们可以选择的食物种类包括动物性食物和植物性食物，不同的食物所能提供的蛋白、脂肪和碳水化合物的比例以及微量元素、维生素的比例是不同的，我们需要根据老年人的具体需求来确定摄取量。

　　首先，我们需要考虑的因素是年龄差异性。老年人也是分不同年龄段的，60岁的老年人和90岁的高龄老人，他们的体质情况也是有所不同的。年龄越大，对能量的需求可能越低，但是对营养素的需求却没有能量需求降低得那么明显。因此，对老年人而言，应该根据年龄情况，适当减少能量摄入。但维持机体活动又需要一定量的蛋白质、微量元素和维生素，老年人的消化能力和吸收能力已经大大降低，不能与年轻时或中年时相比，因此就更需要注意摄入成分的比例，减少容易导致肥胖的能量来源的摄入，尤其是油脂一类食品的摄入，如肥肉、黄油，或者是含油比较高的食物，如油炸食品。而在控制能量的情况下，我们提倡老年人吃高营养的食物。当需要摄入蛋白质时，我们可以选择优质的蛋白质，像鱼肉、精瘦肉等，大豆是比较好的植物性蛋白；还有其他营养素，也可以考虑选择一些强化的食物。

　　其次，我们也需要注意老年人目前的体质情况，包括是不是已经出现了肥胖。很多人在中年的时候，由于工作压力大、需要应酬、没有养成良好的生活习惯等多种因素，已经出现了肥胖。科学研究已经证明，肥胖对于很多慢性病都是危险因素。因此对于这样的老年人，就需要提示他们注意减少一定的食物量，对饮食摄入的总量进行控制。

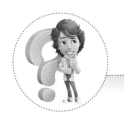

13. 老了，吃什么可以 增加抵抗力？

随着年龄的增大，很多老人由于胃肠功能不好而出现营养不良，也有的老人长期患慢性消耗性疾病。此外，劳累以及过度疲劳、受冷、特殊生理时期、情绪的改变（急躁、悲伤等）、人体正常菌群紊乱等也都可以导致机体抵抗力下降，而抵抗力是人体与疾病作战的重要因素，老年人更要在饮食上多加调理，以增强自身的抗病能力。那么，吃什么可以增强抵抗力呢？老年人可以常吃哪些食物来提高免疫力呢？我们可以考虑以下这些食物，它们可以提供对提高人体抵抗力有益的各种成分。

（1）蛋白质：我们日常摄入蛋白质的主要来源是肉类，包括畜肉（猪肉、牛肉、羊肉等）、禽肉（鸡、鸭、鸽子等）和鱼肉等。总体来说，禽肉细嫩，易于消化，含蛋白质较多而脂肪较少，因此比畜肉更适合老年人食用。而鱼肉中的蛋白质含量多，海鱼中有二十碳五烯酸和二十二碳六烯酸，对防治高脂血症和动脉粥样硬化有一定作用。海鱼中的碘含量较多，虾皮中的钙含量较多，也都比较适合老人食用。

（2）维生素D：维生素D又叫骨化醇，有抗佝偻病的作用。当维生素D摄入不足、日照不充分或吸收障碍时，可造成维生素D缺乏。维生素D的主要功能是调节钙代谢、促进钙吸收和骨组织形成。所以当老年人出现维生素 D 缺乏时，很可能导致骨质疏松等病症，容易出现骨折等情况。近年来还发现，维生素 D 对预防多种癌症、免疫系统功能障碍、多发性硬化症、抑郁症等多方面的疾病都有帮助。因此老人可以增加维生素 D 的摄入。富含维生素 D 的食品包括各种海鱼、鱼卵、肝、全脂乳、蛋黄、鱼肝油、黄油、奶油等。此外，阳光照射可以使存在于皮下的 7- 脱氢胆固醇转化成维生素 D_3，所以晒太阳是获得维生素 D 的最高效的方式。

（3）维生素 C：可促进抗体形成，增强机体抗病能力，提高人体免疫力，充足的维生素 C，还能够帮助体内的白细胞和抗体杀灭入侵的病原微生物。除此之外，维生素 C 还参与人体胶原蛋白的合成，防止坏血病的发生以及抗氧化、抗衰老，预防动脉硬化，促进铁、钙和叶酸的吸收等多种作用，因此是老人在食物摄取时应该特别注意增加的。如果要选择富含维生素 C 的食品，则非酸性水果莫属了，如我们常可以见到的苹果、梨、草莓、柚子、柑橘、西瓜等，猕猴桃被称为"维 C 之王"，因其果实内含有大量的维生素 C，据研究还有预防胃癌的作用；各种绿叶蔬菜维生素 C 的含量也都比较丰富。

（4）维生素 A：维生素 A 能够维护呼吸道黏膜的完整性，阻挡病原微生物的入侵，减少感染的机会，并且它还是抗氧化剂，可以保护免疫系统免受自由基的伤害。在我们日常食品中，动物肝脏、蛋黄、奶油和鱼肝油中天然维生素 A 的含量最高；而在植物性食品中，深颜色（红、黄、绿）的蔬菜如番茄、胡萝卜、辣椒、红薯、空心菜、苋菜及某些水果如香蕉、柿子、橘子、桃等中也含有较多的胡萝卜素；但颜色的深浅并不是判断是否含有较多维生素 A 的标准，我们也不能单纯地只看颜色来选择食物。

（5）维生素 E：属于抗氧化剂，能保护细胞膜上的不饱和脂肪酸，保护免疫系统免受自由基的伤害，并且可增强肝脏的解毒作用，提高机体的免疫力。维生素 E 主要存在于坚果类食品、植物油、谷物、豆类、花生新鲜绿叶蔬菜、动物脏器、蛋黄、瘦肉等之中。

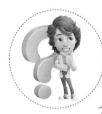

14. 怎样烹调老年人吃得才更好？

对老年人来说，他们的消化系统是无法和年轻的时候相比的。一方面，由于年龄增大，很多老人的牙齿松动、脱落，有的还有牙龈炎等，因此他们的咀嚼功能会大大下降，如果食物咀嚼不充分就下咽，增加肠胃负担，使食物不容易被吸收。另一方面，老年人的消化酶分泌减少，活性降低，也导致消化功能大大减弱。因此，对老年人而言，更应该注重使用合适的烹调方法，使老人既吃得舒适，又可以获得更多的营养。

因此，对老年人来说，烹调食物最好多采用焖、炖、蒸、汆等方式，尽量少用煎炸、烟熏或明火烧烤的烹调方法。在食材的选择方面，要尽可能选用新鲜原料，少用腌制食品，如咸菜、咸鱼；少食含防腐剂的肉类食品，如腊肠、腊肉、火腿肠、午餐肉等。因为这类食品含亚硝酸盐的前体物质，常吃会导致体内致癌物质的累积。在调料的使用方面，不宜过多使用刺激性调味品及

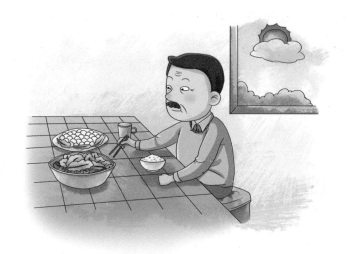

花椒、八角、茴香等天然香料。部分比较特殊的食材加工需要考虑到营养素的释放和吸收，如番茄、胡萝卜宜用油炒，以利于番茄红素、胡萝卜素的吸收。

（1）肉类食物：在我们常吃的动物性肉类食物中，鱼肉因其含有丰富不饱和脂肪酸，有助于预防心血管疾病，而且肉质比较细嫩，更适合老年人食用；但有些淡水鱼鱼刺比较多，老年人的敏感度和反应都比较差，容易被鱼刺扎到。因此应该注意选择刺少的品种如乌江鱼、罗非鱼、武昌鱼、黑鱼、鲶鱼，尽量少选择鲫鱼这类小刺很多的鱼类。如果老年人比较喜欢吃鲫鱼，则可以用醋焖、油炸的方式，使鱼刺酥烂。而猪、牛、羊等肉类，往往肌肉的纤维比较粗，如果用炒、煎等方法烹调，则肉质可能偏硬、偏柴，因此在烹调前加工时，可尽量横着切断肌肉纤维，或者绞碎成馅再加工，也可以使用凤梨或木瓜等天然酵素软化肉质，让食材的口感不会越煮越老或干柴；也可以采用长时间焖烧使食材软烂，这样老年人喜欢吃，也比较容易消化。

（2）蔬菜类食物：蔬菜里含有丰富的维生素和纤维素，是老年人每日必须摄取的健康食品。但其选择和加工也需要尽量符合老年人的特点。瓜类的蔬菜，如黄瓜、苦瓜、冬瓜、菜瓜等，本身的含水量丰富，加热烹调容易变软，适宜老年人食用，在加工时一般切成片或小块即可。而在选择叶梗类的蔬菜时，菠菜、地瓜叶、高丽菜、大白菜等叶子较多的品种质地柔嫩，比芹菜、香菜等菜梗类的蔬菜更易受热软烂，比较适合老年人食用。而如果是选择菜梗类的蔬菜，则在加工时注意把菜梗切成小段再烹调，这样老人就比较容易咀嚼和消化 。

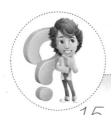

15. 老年人营养不良是怎么造成的?

很多中老年人在体检过后，都会惊奇地发现他们的检查结果里写着"贫血"和"营养不良"，他们的子女也会感到特别奇怪：老人平时想吃什么都能吃到，怎么会营养不良呢？甚至长期以来，人们一直认为"有钱难买老来瘦"，太胖肯定就对身体不好。事实证明，这些观点是错误的。根据权威数据表明，如今老年人营养不良已经是世界性的问题。而在我国，60 岁以上的老年人群营养缺乏率平均为 12.4%，农村明显高于城市。现在的生活条件好了，中老年人营养不良的现象为何却凸显出来了呢？老年人可能会由于各种因素出现营养不良的情况，而机体营养不良又可

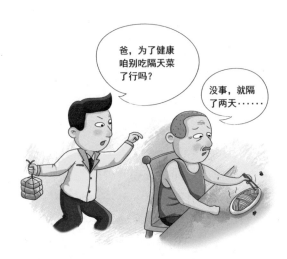

导致免疫功能的降低、组织器官萎缩等。因此，我们应该了解哪些原因会导致老年人的营养不良，从源头抓起，尽可能改善他们的营养状态，从而提高生活质量。

（1）年龄因素

随着年龄的增长，老年人不断出现一些生理学上的改变。一方面，由于味蕾数量减少，老年人对甜咸的敏感性降低，感觉食物淡而无味；嗅觉减退使老年人失去享受食物香味的愉悦感受；听觉减退使老年人不愿意与大家一起进餐，以避免交谈；视觉减退使老年人失去了食物颜色对其食欲的刺激；牙齿缺损、牙周炎或不适的假牙，使老年人咀嚼困难而避免吃年轻的时候很喜欢吃的肉食、硬食与黏牙食品。另一方面，老年人的消化液、消化酶及胃酸分泌量减少，影响了他们对食物的消化和吸收，食物吃进去，不是"囫囵吞枣"无法消化，造成便秘，就是直接穿肠而过，让营养成分的吸收大打折扣；以上种种不利的生理因素使得老年人的胃口变差。即使再美味的佳肴摆在桌子上也味同嚼蜡，越吃越少，最终使人体必需的营养素摄入减少，久而久之就会造成营养不良。其中口腔问题是一个非常重要的因素，口腔不但能影响机体摄入、咀嚼、吞咽食物的能力，还能潜在影响机体整体的营养状况，最终影响整体健康。此外，老年人的活动能力下降以及行动不便，饮食自理能力降低，不方便到商店或超市购买食物也降低了对食物的选择性和烹调食物的兴趣；这些也在一定程度上影响着老年人的营养状态。

（2）疾病与药物因素

一方面，随着年龄的增大，老年人各种慢性疾病发生率逐渐增加，其机体的营养消耗也相应增加，但是由于其食欲、咀嚼吞咽、消化或吸收营养的能力降低而不能满足机体的营养需求而出现营养不良；而糖尿病、甲状腺功能异常以及肾病等老年病都会限制某些营养物质的摄取，例如，慢性肾炎要少摄入蛋白质与盐，肝脏病人不可多食脂肪等。另一方面，老年人由于慢性疾病，往往需要长期服用多种药物，有些药物导致药物性营养不良，例如，一个患帕金森病的老人，当他服用抗帕金森病的药物时，可能会出现恶心、食欲下降等胃肠道的反应，而抗抑郁药、治疗心脏病的药、降血糖的药物以及很多抗生素都有可能引起各种的不良反应。除恶心、食欲下降外，可能出现呕吐、味觉下降，还可能因为嗅觉下降或导致口腔干燥而使食欲减退，或者会阻碍食物消化吸收的正常过程而导致脂肪性腹泻或引起蛋白丢失、维生素缺乏、水盐代谢紊乱；长期使用消炎痛、泼尼松、利血平、氯化钾等会刺激胃肠壁上皮细胞，导致胃肠黏膜充血、水肿、糜烂、溃疡及出血，直接或间接地阻碍了营养物质的吸收。

（3）社会学因素

老年人营养不良还有一个非常重要的因素，就是社会学因素。

营养不良在中国老年人中很大程度与经济收入和社会阶层（城市或农村）相关，社会经济水平较高的老年人有较高的经济收入和营养摄入；在农村，由于经济条件的限制，老年人摄入的食物品种比较单调，动物性和豆类及其制品摄入量少，导致蛋白质的摄入量相对欠缺。而独居老年人由于缺少家人的关怀，饮食简单而单调，一天三餐都吃同样的饭菜，也很容易营养失衡。还有这样一群老人，被称为是"候鸟老人"，他们在孩子们需要帮助时发挥余热，去孩子们所在的城市帮忙照看孙辈，没有办法依照自己的口味去烹饪食物，能凑合就凑合，从而出现营养不良等"老来瘦"问题。

（4）不合理的饮食习惯

老年人的代谢过程以分解代谢为主，需要较多的蛋白质补充组织蛋白的消耗。而营养调查发现，我国老年人以猪肉消费为主（猪肉的脂肪含量较高），含优质蛋白的家禽类、豆类、牛肉、羊肉等的消费量却远远低于猪肉，奶及奶制品的消费量也很低，有50%左右的老年人很少喝或不喝牛奶，只有20%的人能做到每天吃豆类及豆制品。这些不合理的饮食习惯在很大程度上不能满足老年人对营养的需求。同时，有些老年人有偏食的习惯，长期摄入的饮食种类单一，例如，有的老人只喜欢吃面条，每天三顿都是各种调料拌面、煮面等，这使得摄入的营养素失衡。也有的老年人由于节俭，习惯吃剩菜、隔夜菜，而不知道剩菜、隔夜菜由于放置时间长维生素损失较多，特别是隔夜的绿叶蔬菜，非但营养价值不高，还会产生致病的亚硝酸盐。

（5）精神因素

老年人的人际交往活动在他退休后明显减少，这一状态很容易产生不良的情绪状态如焦虑、忧郁、恐惧、悲哀等，这种不良情绪在生理上可以引起交感神经兴奋，抑制胃肠蠕动和消化液的分泌，从而影响机体消化功能。我们常常看到老年人情绪不佳或突然受到某些精神打击时会不思饮食，长期心情抑郁苦恼，对生活失去信心，会严重影响食欲而产生心理性厌食。同时也有研究发现健康饮食指数与良好的认知能力是正相关的，如老年痴呆患者由于认知能力差，吃喝不洁食物或不知饿饱，导致胃肠功能紊乱，其营养水平也会呈现下降的趋势。而更糟糕的是，营养状况与认知能力的关系非常密切，营养状况越差，认知功能也将会逐渐下降。

（6）老年人及其照顾者对营养知识的掌握情况

有学者调查过山东、广东、四川和黑龙江四省五个城市人群的营养知识、态度、行为，发现老年人普遍具有良好的饮食态度，但只有29.2%的老年人了解我国膳食指南的营养知识。一些老年人盲目地相信"有钱难买老来瘦"，严格地进行饮食控制，甚至长期素食。殊不知长期吃素对于老年人的身体健康是有一定弊端的，这种情况很容易发生蛋白质、铁、锌、维生素A、维生素E等营养缺乏症。同时缺乏动物性脂肪，特别是卵磷脂的摄入不足时，可使胆囊上皮细胞更容易脱落，形成胆结石。还有一些老年人忽视饮食，重视保健品。一些老年人就在"有钱难买老来瘦"观点的影响下，拿起了保健品，放下了碗筷。殊不知任何一种保健品或者补品都不能完全代替合理膳食提供的全面营养，更何况近些年频繁出现的假冒保健品实际是药品，或者广告过度夸大保健品的功效等情况，这些问题都增加了服用保健品的风险。

此外，在很多养老院，老年人的营养问题尚未受到关注，大部分护理人员尚未意识到老年人的食物供给和饮食护理对老年人的营养均衡、避免营养不良具有重要意义。而在医院，虽然有90.0%的医生意识到了营养与慢性疾病之间的关系，但是在给老年患者的常规治疗中却很少运用到营养治疗的知识和方法；有95.5%的护士在护理工作中会面临营养学的问题，但只有11.0%的护士认为自己的营养知识能够满足临床护理工作的需要，并有76.0%的患者对临床营养支持不满意。在医学院校，医学生由于对老年营养知识和健康问题认识不足而不愿意从事老年营养医学行业。由此可见，老年人的膳食营养状况存在问题较多，其中老年人缺乏相关的营养知识及其营养问题尚未得到人们的重视是一个非常重要的影响因素。

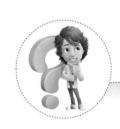

16. 如果老年人出现了营养不良应该怎么办？

既然我们知道了老年人最常见的导致营养不良的原因，那么我们就可以对每个老年人的状况进行分析，了解具体情况，再对症下药，找出改善营养状态的最有效方法。当然，我们首先需要确定老年人是否营养不良，这就需要老年人的照顾者注意观察和定期带老年人做检查，这是及时发现老年人营养不良的关键。有些信号可以提示老年人的营养状况是否在恶化：例如在过去的三个月内，老人的食欲和进食有无下降、体重是否下降、有无患急性疾病，是否有较大的应激状态，神经心理是否有问题等。如果老人的体重半年内下降了 5%，他的死亡率就会有所上升，尤其是身体虚弱、患有慢性病、生活不能自理和住院的老人，他们发生营养不良的可能性非常大，因此有必要定期进行监测，一旦发现老年人存在营养不良的情况，要及早进行营养干预。

（1）针对年龄因素的改善措施

老年人常有咀嚼不全，消化液及胃酸分泌减少，使得胃排空延缓，肠蠕动减慢，消化能力下降，出现腹胀、腹泻、便秘的生理问题，针对这些情况我们可以为牙齿不好的老年人，尽快安装一副合适的假牙，同时应该考虑采用适合老年人的烹调方式，例如，多炖汤，使营养成分通过长时间炖煮释放到汤中；也可以买台食品料理机，把蔬菜、肉类打成菜泥、肉馅，做成肉饼、菜饼或者肉丸、菜丸；还可以选择容易咀嚼的食材，如豆腐等。由于老人的胃肠功能减退，应该选择容易吸收的食物，通常植物性的食物比动物性的食物更容易消化；而如果要选择肉类的话，鸡肉和鱼肉更适合老年人。同时应指导老年人，告知他们在进食时一不应贪多（以避免腹胀、消化不良），二不应贪快（以减轻肠胃的消化负担），三不应贪热（以保护口腔、食管和胃）。在食物的烹调方面，要注意适合老年人消化系统的特点，在采用炒、拌、蒸、炖等多种烹调方式的同时，尽量使色、香、味俱全，也要经常变换食谱以增加生活的乐趣，从而促进老年人的食欲。空闲的时候，多进行室外锻炼，如多做水中行走，或者使用哑铃、拉力器等运动辅助器材，也可以做些力所能及的劳动，促进胃排空，增强饭前饥饿感，提高食欲，同样可以取得非常不错的效果。

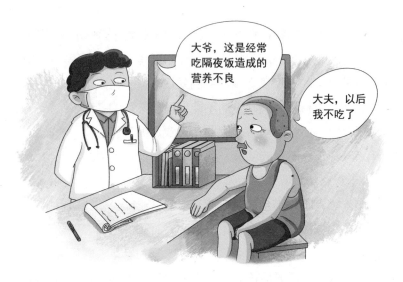

（2）针对疾病与药物因素的改善措施

针对老年人所患的疾病，应由医生根据原发病的特点为其制订个性化的营养方案，对老年人的膳食提供指导，并定期根据复查的结果调整膳食方案。而预防药物性营养不良的根本措施在于合理用药、安全用药，避免滥用，不应长期大剂量使用一种药物。老年人和其照顾者应了解药物的不良反应并密切观察有无不良反应，有病应遵照医嘱，切忌擅自加大用药剂量和延长用药时间。若病情需要时，应针对可能缺少的营养素调配好饮食，必要时服用维生素和微量元素制剂，用药后若出现与原发病无关的症状，应考虑药物性营养不良的可能并及时就医。

（3）纠正老年人不合理的饮食习惯

根据老年人的特点，补充蛋白时应以优质蛋白为主，如鸡肉、鱼肉、牛肉、乳、蛋、豆类等。而目前我国大部分的食材来源是以植物性食物和猪肉为主，因此，应该逐渐改变老年人的食谱结构，有意识地多摄入含优质蛋白的食物。同时还应该帮助老年人纠正偏食、贪图方便而饮食单一、常吃隔夜菜等不良饮食习惯，使他们建立膳食多样化、合理营养的良好饮食习惯。当然，一个良好习惯的形成不是一蹴而就的，需要反复、经常地向老年人进行健康教育并为他们提供营养膳食的指导和帮助。

（4）向老年人进行营养学知识的普及教育

一个不良习惯或行为的改变是需要知识的改变作为基础的，所以老年人的营养知识越丰富，他对于营养和保健的态度和行为就会越正确。因此，我们可以通过对老年人的健康教育，提高他对于膳食营养与健康重要性的认识，从而自觉地纠正不良的膳食习惯。由于老年人具有记忆力和注意力下降的问题，在对他们进行健康教育时，应该采用实用和灵活的教学方法，也可以多采用实地操作的练习来帮助他们理解记忆。例如，可以举办老年人的烹调课，让老年人以小组合作的方式接受烹饪训练，通过训练中小组成员的互相讨论和提示，来使他们掌握煮食技巧，从而增强老年人独立生活的能力并保持良好的健康状态和生活质量；也可以定期组织老年人召开营养会议，每个会议设立老年人感兴趣的不同的营养主题，如食物卫生、健康饮食、体重管理和锻炼等，在会议上可以为老年人准备一些可口的食物，老年人可坐下来共同享受食物并讨论主题内容，从而让老年人在轻松的气氛中学习营养知识。而老年营养知识网站对客观条件允许的老年人也是一个很好的信息来源，老年人或其照顾者可以在网站上评估老年人的营养状态、评估其营养知识、学习如何使用网络、如何进行搜索和如何向专家进行咨询等。

（5）加强对老年人的饮食心理护理

老年人可能因为抑郁等精神因素而影响食欲，此时老年人的家人应该开始注重心理护理。除了要多回家看望老人，多创造机会和老人交流，还可以考虑不定期带老年人外出就餐，为他创造一些新鲜有意思、值得纪念的场景。一般老年人都比较念旧，对儿时和年轻时的记忆印象深刻，因此我们可以让老人讲讲年轻时有趣或者有重要意义的故事；对于关心时事的老人，也可以经常问问他们对现在或历史事件的观点，让老年人通过回忆和与家人的交流提高对生活的热情，这些做法都有助于改善老人的精神状态，进而使老人的食欲增加；同时，在日常生活中也应该多征求老年人的意见，如想吃什么饭菜、看什么书、听什么音乐等。不能长期在老年人身边陪伴的子女可以经常通过打电话的方式关怀老人，多问问老人最近吃了什么、有什么感受、有没有想要吃的东西，同时也提醒老年人需要吃什么营养食物，从而减少其孤独感。

（6）加强老年人照顾者的营养知识和监督职能

老年人的照顾者可以泛指照顾老年人的家人们、养老院的护理人员和医院的医务人员，他们是距离老人最近的人群，负有照顾老人的职责。他们掌握的营养知识在很大程度上决定着他们所照顾的老年人的营养状况。因此应该大力加强老年人照顾者的营养知识培训，使他们理解和掌握老年人所需的七大营养素、老年人膳食指南、饮食烹饪等知识，从而帮助老年人建立长期的饮食计划，使老年人能够有计划地摄入足够的营养。同时，应提倡照顾者监督老年人的营养状况，体重是反映老年人营养状况比较灵敏的指标，可以每个月为老年人测量 1~2 次体重，如果发现体重下降应加以重视，找出原因并进行有针对性的改变，必要的时候可以向专业的营养专家咨询，以求得更有效的解决方案。

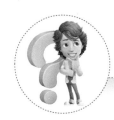

17. 老人，你应该补点什么呢？

补充足够的蛋白质可以满足机体组织代谢、修补的需要，增强机体抵抗力，也是预防营养不良、增强肌肉活力的王道。肾功能正常的老人，应多选用牛奶、豆奶、瘦肉等富含优质蛋白质的食物。此外，老年人也要养成细嚼慢咽的饮食习惯，切忌囫囵吞枣。研究表明，细嚼慢咽的人比狼吞虎咽的人多吸收 13% 的蛋白质、12% 的脂肪、43% 的纤维素。

胃口不好的老年人，要增加锌的摄取量，多吃瘦肉、鱼、蛋、豆制品、核桃等，可以起到增强味蕾机能的作用。同时，老年人还应适量食用动物性食品。禽肉和鱼类脂肪含量较低，较易消化，适于老年人食用。

据相关调查显示，由于营养不良导致的老年人贫血率高达 30%，要想解决这个问题，最好的办法就是调整膳食结构。一般来说，植物性食物如菠菜、红枣中铁的利用率差，而动物性食品是膳食中铁的良好来源，吸收利用率高，维生素 B 也较丰富。通常老年人膳食谱中由于咀嚼、消化功能等因素的影响，动物性食物摄入减少，从而减少了可利用铁的摄取，因此贫血的老年人应注意适量增加瘦肉、禽、鱼、动物肝脏和动物血的摄入，促进铁的吸收和红细胞的合成。民间喜欢煲汤进补，往往认为营养成分都在汤内，只喝汤就可以了，但是实际上很多营养物质都还保留在汤渣里面，我们应该建议老年人要喝汤更要吃肉。如果明确老年人有缺铁性贫血，也可以为老人选用含铁的强化食品，研究表明食物强化是防治铁缺乏和缺铁性贫血最经济、有效的方法。

一提到脂肪，大家都知道脂肪摄入过量容易导致肥胖，还会使血液中的胆固醇增多，易引起冠心病、脑血管疾病，还可引起急性胆囊炎、胰腺炎。在官方权威性的膳食指导方针中提到，吃低脂肪食物与低饱和脂肪酸和胆固醇的食物能预防某些肿瘤和冠心病。那么是不是人们所吃膳食中的脂肪越低越好呢？脂肪到底是好营养素还是坏营养素呢？美国营养师学会在他们的营养指南中说："在营养中，没有什么好的食物、好的营养以及坏的食物、坏的营养，只有好的膳食和坏的膳食。"的确，脂肪对人的好处或坏处并不是绝对的。我们知道脂肪和蛋白质、碳水化合物并称为自然界的三大营养素。其中脂肪的热能最高，每克脂肪可产生38千焦热能，比蛋白质和碳水化合物17千焦的热能高一倍多；而且它的耐饥性最强，其饱腹感要比蛋白质、碳水化合物高一倍多。食物的口味与其脂肪的含量也有很大的关系，若食物中没有脂肪或含量很少，这种食物并不好吃；脂肪还可以帮助脂溶性维生素的吸收利用，如维生素A、维生素D、维生素E、维生素K及胡萝卜素的吸收。

脂肪对肌体有很大的作用，肌体缺少脂肪可出现皮肤干涩粗糙，失去弹性和光泽，甚至出现皮肤脱屑、毛发脱落的情况。脂肪组织比较柔软，它存在于肌体组织器官之间，使器官之间减少摩擦，保护器官免受损伤。消瘦的人体内脂肪很少，很容易发生胃下垂和肾下垂。臀部皮下脂肪较多时能久坐而不觉疲劳，足底皮下脂肪较多能长久步行和站立。脂肪具有不易传热的特性，因此能很好地防止散热，在冬天有抵御寒冷的作用。脂肪中的脂肪酸与细胞膜的组成、上皮系统、免疫系统、脑和神经系统、视力和消化系统有密切关系。因此，脂肪对人体还是非常重要的，是很重要的营养素，只要合理地搭配膳食，控制食用量即可。

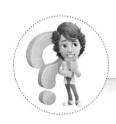

18. 老年人应该补钙吗？

老年人对钙的需要量相对增加，人体缺钙和随之产生的钙代谢紊乱是老化和衰老的主要原因之一，因此老年人应该注重钙质的补充。那么，老年人要如何补钙？补钙要遵循哪些原则呢？

（1）注意食物中钙磷的比例：钙在人体内的吸收和利用常常受到其他成分的影响，其中影响较大的是钙磷的含量比例。当钙和磷的比例在1∶1～1∶5时，钙的吸收率最高。在食品中，最满足此比例的要数水产品，所以，补钙可以让老人多吃些水产品。

（2）补钙时莫忘吃醋：醋可以与食物中的钙产生化学反应，生成既溶于水又容易被人体吸收的醋酸钙，而醋的温和刺激也有提升食欲的效果。因此，可以为老人多做些糖醋口的菜，如糖醋排骨、糖醋鱼等；而在就餐时，也可以提倡老人多吃点醋，例如，在吃饺子、面条的时候放些醋。

（3）补充维生素D和多晒太阳：钙的吸收依赖于足够的维

生素 D，如果缺乏维生素 D，钙的吸收只有 10%，因此适当补充维生素 D 能促进钙的吸收。此外，在人体皮肤中存在一种叫7-脱氢胆固醇的物质，在太阳底下，由于紫外线的照射，这种物质可以转变成维生素 D，再经过肝脏、肾脏的作用，变成有活性的维生素 D，才能发挥帮助吸收钙质的效用。所以，老年人尤其要注意多晒太阳，平均每天晒一个小时左右。

（4）少吃影响钙吸收的食物：菠菜、竹笋、苋菜、毛豆、茭白、洋葱等食物中含草酸或植酸过多，不仅食品本身所含的钙不易被吸收，而且还会影响钙剂的吸收。因此应该少选择这些蔬菜作为食材，或者在烹调这些蔬菜之前，先将这些菜在沸水中烫一下，去除其中的草酸和植酸。

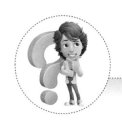

19. 哪些是长寿食物？

老人都希望自己长寿，这是无可厚非的，从某种程度上讲，老人的饮食关系着寿命的长短。民间流传着许多长寿食谱，我们也为大家选择了既健康又长寿的六种食物。

（1）止咳化痰还抗癌的白菜：冬天万物凋零，白菜却依旧青翠，因此受到人们的普遍欢迎。在中医看来，白菜可以退烧解热、止咳化痰。现代科学发现，白菜的营养价值高、种类多，一年四季都能吃到，是最热门的抗癌明星。冬天是吃白菜的好季节，白菜丰富的纤维和维生素 C，可以补足冬天蔬果摄取的不足。但虚寒体质的人，不适合大量吃生冷的白菜，如泡菜。吃火锅时，别忘了多加点白菜，以消解燥热之气。

（2）消炎又杀菌的大蒜：在没有抗生素的年代里，大蒜扮演着重要的救命角色。以往行军时必备盐和大蒜，盐用来补充矿物质，大蒜则用来杀菌和预防疾病。近来，大蒜也被发现可以降低胆固醇。但生大蒜辛辣刺激性强，因此胃炎、喉咙痛、痔疮、眼睛红、长青春痘的人，不宜生吃大蒜。避免空腹食用大蒜，可以利用煮、炒或做泡菜，减少它的辛辣刺激。或是搭配水饺、面食一块吃，不容易伤胃。

（3）护胃补元气的粥：粥在熬煮过程中，已将食物中的有效成分释放溶解在汤水中，因此很容易被消化吸收，适合胃口不好、身体虚弱的人。粥的食疗功效千变万化，如葱白粥有杀菌效果、芹菜粥可以让大小便顺畅。此外，粥还可以协助药物达到更好的疗效，例如杏仁、茯苓等中药材，必须与粥一起食用，才能让药效持续，达到更好的效果。热粥最好，配合肉汤、菜汤或蔬菜熬煮咸粥更好，可以让食物营养精华一次性被吸收。

（4）帮助排便且不长胖的海带：热量低且充满胶质、矿物质的海带是很适合现代人的美容健康食品。海带富含可溶性纤维，比一般纤维更容易消化吸收，帮助顺畅排便。海带最大的优点是热量低，作为宵夜点心不用担心发胖。海带与醋最搭配，醋可让海带软化，可以试试用醋凉拌海带。加上冰块的海带汤，可以凸显醋的酸味，口感更清爽。

（5）降压助睡眠的荞麦：荞麦含有强力抗氧化物，可以降血脂、增强血管弹性、防止血液凝结，是很好的护心食物。此外，其降血压和助眠的效果也很好。荞麦还是很好的大肠"清道夫"，纤维含量是一般白米的6倍，所以有"净肠草"之称。可以将荞麦面凉拌、煮汤，也可以将荞麦和米饭一起蒸或熬粥。

（6）清肠润肌肤的松子：珍珠般的松子，在传统御膳中运用广泛，向来被视为有滋补强身的功效。松子丰富的油脂成分，不但可以帮助排便，还可以滋润皮肤。同时，松子是优质的油脂来源，含多元不饱和脂肪酸，可以缓解发炎反应。但松子热量较高，平时可撒点在饭菜上，每次一小把。

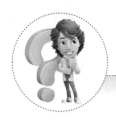

20. 可以给老年人提哪些健康饮食建议呢？

（1）以豆制品取代部分动物蛋白质：老年人的饮食内容里，每顿正餐至少要包含170克高质量的蛋白质（如瘦肉、鱼肉、蛋等），一部分的蛋白质来源应该以豆类及豆制品（如豆腐、豆浆）取代。素食者除了从豆类及豆制品中摄入蛋白，也可以从花生、核桃、杏仁、腰果等坚果类食物中获取优质蛋白质。

（2）主食加入蔬菜一起烹调：为了方便老年人咀嚼，可尽量挑选质地比较软的蔬菜，如西红柿、丝瓜、冬瓜、南瓜、茄子及绿叶菜的嫩叶等，切成小丁块或是刨成细丝后再烹调。

（3）每天吃一定量的水果：水果是常被老年人忽略的食物，但水果作为膳食维生素和纤维素的补充是非常重要的，因此应建议老人每日吃一定量的水果，一般以350克为宜。一些质地软

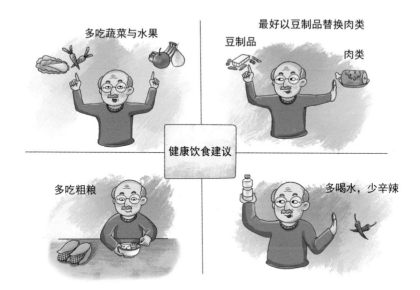

多吃蔬菜与水果

最好以豆制品替换肉类
豆制品
肉类

健康饮食建议

多吃粗粮

多喝水，少辛辣

的水果，如香蕉、西瓜、水蜜桃、木瓜、芒果、猕猴桃等都很适合老年人食用。还可以把水果切成薄片或是以汤匙刮成水果泥食用；如果要打成果汁，则必须注意控制分量。

（4）补充维生素B：近年来的研究显示，维生素B与老人易罹患的心血管疾病、肾病、白内障、脑部功能退化（认知、记忆力）及精神健康等都有相当密切的关联。为老年人准备三餐时，不妨加一些糙米、胚芽等和白米一起煮成稀饭，或者将少量坚果放进搅拌机里打碎成粉，加到燕麦里一起煮成燕麦粥。

（5）限制油脂摄取量：老年人摄取油脂要以植物油为主，避免肥肉、动物油脂（如猪油、牛油），而且也要少用油炸的方式烹调食物。另外，甜点糕饼类的油脂含量也很高，老年人应尽量少吃这一类的高脂肪零食。最好多元不饱和脂肪（如玉米油、葵花籽油）和单元不饱和脂肪（如橄榄油、花生油）轮换着吃，这样比较能均衡摄取各种脂肪酸。

（6）少加盐、味精、酱油，善用其他调味方法：味觉不敏感的老年人吃东西时，常觉得索然无味，食物一端上来就猛加盐，很容易吃进过量的钠，埋下高血压的隐患。可以多利用一些具有浓烈味道的蔬菜提味，例如香菜、香菇、洋葱等。利用一些中药材，尤其像气味较重的当归、肉桂、五香、八角或者香甜的枸杞、红枣等，取代盐或酱油，丰富的味道有助于勾起老年人的食欲。

（7）少吃辛辣食物：虽然辛辣香料能引起食欲，但是老年人吃多了这类食物，容易造成体内水分、电解质不平衡，出现口干舌燥、火气大、睡不好等症状，所以少吃为宜。

（8）白天多补充水分：应该鼓励老年人在白天多喝白开水，也可泡一些花草茶(尽量不放糖)变换口味，但是要少喝含糖饮料。晚餐之后，减少水分摄取，这样也可以避免夜间上厕所影响睡眠。

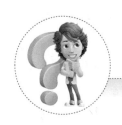

21. 多吃蔬菜可以带给老年人什么好处?

随着社会和经济的发展，世界人口老龄化已日趋明显。我国也将进入老龄化社会，部分城市已提前进入老龄化社会，因而老年人的健康问题尤其是营养和合理膳食问题应该得到高度的重视。日常生活中，饮食营养是否合理与中老年人的保健关系极大，早在《黄帝内经·素问》中就指出："五谷为养、五果为助、五畜为益、五菜为充。"这就是说，老年人要得到充足的营养，就要吃多种多样的食物，而且要搭配合理，否则就要影响健康。营养合理的原则，要求营养素要全面、平衡，要"饮食以时，饥饱适中，少食多餐"。而由于各种原因，老年人的蔬菜摄入量很可能达不到他们所需要的数量，例如现在的物质非常丰富，人们每天都可以吃到大量的肉食，因而他们的蔬菜摄入比以前下降；或者由于老人自己没有能力做饭菜，儿女又比较忙碌，难以照顾老人；或者老人比较偏食；或者老人的胃肠消化功能不佳；或者老人的牙齿不好，咀嚼不了蔬菜的纤维等，这些原因的存在，使老年人的健康受到了很大的影响。

那么，为什么我们每餐都应该吃一些蔬菜呢？不吃行不行？有人认为蔬菜只起到佐餐的作用，用其他副食品代替也可以。这其实是一个错误的观念，蔬菜对人体健康至关重要。事实上，当一个人长期不吃新鲜蔬菜时，可能会出现各种维生素缺乏症和其他疾病。目前已知的维生素有 20 多种，大多数维生素是人体内酶系统中辅酶的组成部分，是人体生理活动所必需的物质，而且大多数维生素不能在人体内合成，主要从食物中得来，而为人体提供维生素的主要就是蔬菜。绿叶菜含核黄素虽然不太丰富，但在一般膳食组成中，它还是核黄素的主要来源。如果在膳食中缺乏绿叶蔬菜，往往伴随出现核黄素缺乏症，如口角炎、脂溢性皮炎、角膜炎等。绿叶菜还含有丰富的维生素 C 和胡萝卜素，叶酸和胆碱含量也较高，并且含铁丰富，是贫血者和孕妇、乳母膳食中极为重要的食品。根茎类的营养价值不如绿叶类蔬菜，但胡萝卜可作为胡萝卜素的良好来源。而豆荚类的蔬菜蛋白质含量较高。总的来说，蔬菜不但含有丰富的维生素和矿物质，而且还含有大量的粗纤维，如芹菜、韭菜、萝卜等都含有大量的粗纤维。粗纤维容易和胆盐结合成复合物，可以阻止胆盐促使胆固醇形成微小胶粒，使胆固醇不易被吸收。这对高胆固醇血症的病人有极大意义。另外，由于粗纤维在直肠中吸收水分的能力强，能促进肠管蠕动，使废物及时排出体外，避免由于各种原因引起的便秘。粗纤维还能改善糖代谢，对防治糖尿病有好处。另外，蔬菜中含碱性元素较多，在人体内分解，形成碱性环境，能够及时和肉类、蛋类分解产生的酸进行中和，保持血液和体液内环境的酸碱平衡，维持正常生理活动。

看到蔬菜对人体健康有那么多的作用，我们就可以理解为什么老年人应该多吃一些蔬菜了。那么，哪些蔬菜对老年人更有好处呢？针对这些问题，我们应该分析老年人的具体情况，结合季节的变化，并考虑已有的疾病或疾病前期的情况等，为老年人合理调配饮食。例如，秋季应多食用富含钙、铁及维生素 A、维生素 B_2、维生素 C 的食物，新鲜的绿叶菜以及红色、黄色的瓜果类蔬菜（如胡萝卜、南瓜、杏子等）中含有丰富的维生素 A、维生素 C，应该常吃。海带、紫菜中钾、碘、铁的含量较多，对防治高血压、动脉硬化有益。经常食用淡菜、海带、蘑菇、花生、核桃、芝麻等则可有益于增加必需微量元素锌、硒、铜等的摄入量，如果老年人有便秘的情况，应该多吃一些莴笋，它含有丰富的维生素 C、天然叶酸、铁以及纤维素，可以促进肠蠕动，改善便秘。市场上常见的空心菜中含有大量的纤维素和半纤维素、胶浆、果胶等食用纤维素，也有治疗便秘、便血、痔疮的作用。韭菜有"洗肠草"之称，它含有较多的粗纤维且较坚韧，不易被胃肠消化吸收，能促进大肠蠕动。

此外，老年人是最容易患高血脂的群体，在饮食方面我们可以为老年人特别注意增加以下几种蔬菜。①大蒜：大蒜具有明显的降血脂和预防动脉硬化的作用，并能有效防止血栓形成。经常食用大蒜，能够对心血管产生显著的保护作用。大蒜又被称为"药用植物中的黄金"。②芹菜：芹菜性凉，含有丰富的维生素和矿物质，能增强胃肠蠕动，有很好的通便作用，能帮助排除肠道中多余的脂肪。国外已有研究证实，经常食用芹菜的人，体内胆固醇的含量显著下降，而且还能有效降低血压。③菜花：菜花有白、绿两种，两者的营养价值基本相同，菜花热量低，食物纤维含量很高，还含有丰富的维生素和矿物质，因此它又被称为"天赐的良药"。菜花含类黄酮较多，而类黄酮是一种良好的血管清理剂，能有效清除血管上沉积的胆固醇，还能防止血小板的凝集，减少心脏病的发生。④茄子：茄子皮内含有丰富的维生素 P，有显著降低血脂和胆固醇的功能。维生素 P 还可以增加毛细血管的弹性，改善微循环，具有明显的活血、通脉功能。此外，茄子中还含有大量的皂草甙，也能降低血液中的胆固醇。因此，茄子对于高血压、动脉硬化的患者来说是理想的食物。⑤苦瓜：苦瓜性凉味苦，含有较多的苦瓜皂甙，可刺激胰岛素释放，有非常明显的降血糖作用，苦瓜中维生素 B_1、维生素 C 和多种矿物质的含量都比较丰富，能调节血脂、提高机体免疫力。⑥辣椒：辣椒含维生素 C 的比例在所有食物中最高。维生素 C 可以改善机体微循环，减低毛细血管脆性，同时维生素 C 还能够降低胆固醇的含量，是一种天然的降脂食物。日本学者发现，辣椒素调味能促进脂肪的新陈代谢，防止体内脂肪的积存，因而有降脂和减肥的功效。

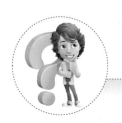

22. 老年人饮食方面有什么宜忌呢？

人到老年以后，由于各系统器官逐渐老化，消化功能减退，味觉、食欲都不能与年轻人相比。因此，保持老年人的营养平衡以维护身体健康极其重要。除了知道老年人应该吃什么，我们还应该知道老年人什么不能吃，在什么情况下不能吃。

老年人一日三餐食物分配的总原则是"早餐吃好，中餐吃饱，晚餐吃少"。

早餐要多吃些富含蛋白质的食物，如牛奶、豆浆、鸡蛋；中餐应多吃些，要有适量的肉类食品和一定量的蔬菜，以保证营养的全面供应；晚餐要少吃些，不要吃得太饱，少吃含脂肪、胆固醇较高的食物，蛋白质也要少吃些。一日三餐的食量分配最好为2：3：2，在安排老年人的饮食时，应注意以下十宜十忌：

（1）宜少食多餐，忌暴饮暴食："吃饭八分饱，胃口好到老"，过饱容易伤害脾胃，导致消化不良；晚餐不宜吃得太多，吃得太多易导致营养过剩，引起肥胖。肥胖是高血压、冠心病等疾病的危险因素之一。对于消化吸收功能不太好的老年人，为防止出现营养不良，可在正常三餐之外，再适当加餐。

（2）多吃素，少吃荤：老年人应多吃些新鲜绿叶蔬菜、水

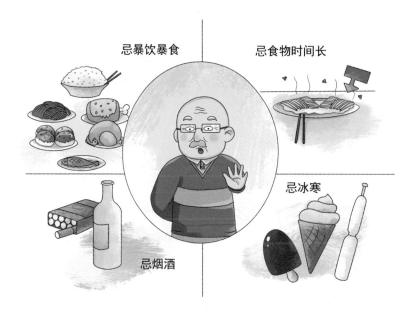

果、海产品、豆类及其制品，这些食品中含有丰富的维生素和微量元素。豆类及其制品中含有丰富的蛋白质与不饱和脂肪酸，对防治贫血、增强骨质、调节心脏功能均大有好处。应适当增加肉类、牛奶等含蛋白质较丰富的食品，以保证机体的营养需要。肉类食品应以海鲜类、瘦肉类为主，避免过食动物内脏、大脑、皮下脂肪等含胆固醇、脂肪过多的食物，也不能每餐进食大荤之品，以免机体吸收胆固醇、脂肪过多，导致冠心病、高血压等疾病的发生。

（3）食品宜软，忌硬：老年人牙齿松动，消化功能低下，饮食上应当适应这一特点，宜软忌硬。除了主食要做得软、稀、熟、烂，在副食烹调加工时也应当做到碎、软、烂、易嚼、易咽、易消化，切忌进食坚硬、难以消化的食物。

（4）饮食宜淡，忌咸：摄入食盐过多是高血压病的诱发因素之一。老年人血管弹性差，心功能减退，过咸的食物使血容量增加，会加重心脏、肾脏的负担，同时可使原有的高血压病加重或发生中风等。因此，老年人每天摄取盐量不宜过多，饮食宜淡忌咸。

（5）食物宜广，忌偏：广是指平衡膳食，既要做到主食有粗有细、有干有稀，又要做到副食以素为主，素荤搭配，达到膳食合理、营养全面的目的。

（6）饭菜宜温热，忌寒凉：老年人进食时饭菜应保持温热，而不宜寒凉，即使在炎热季节也应少食过凉的食品，如冷饮等。因为老年人体质多虚，过凉的食物易损伤人体的阳气，从而危害身体健康。但是，过热的食物容易烫伤口腔、食道及胃黏膜，同样是不可取的。

（7）食物要新鲜，不宜存放时间过长：老年人抵抗力低，消化腺分泌功能减弱，胃肠蠕动差，存放时间过长的食品可能会出现变质、发霉，吃了以后容易引起胃肠炎或食物中毒。因此，老年人应多吃新鲜食物，不要吃存放时间过长的食品。

（8）肉蛋及蔬菜要熟吃，不要生吃：熟食不仅可以杀灭细菌、病毒、寄生虫，而且易于消化吸收；而生吃对老年人来说不仅咬不动、嚼不烂、难以消化，也容易引起疾病。

（9）要多喝水，不宜过量饮酒：水是人体代谢反应的基础。养料的运输、废物的排泄、体温的调节、关节的润滑等都离不开水。老年人因为神经系统老化，对缺水的敏感度降低。所以，老年人平时即使不感到口渴也要注意适当饮水。酒可以促进人体的血液循环，如果没有特别的禁忌证，适量饮酒对老年人是有好处的。但是，如果饮酒过多，则可造成急、慢性酒精中毒，对肝脏、肾脏、心脏及神经系统具有一定的损害作用。所以老年人要避免大量饮酒。

（10）可适量饮茶，不宜吸烟：老年人适量饮茶能够增强血管柔韧性、弹性和渗透性，有利于预防高血压、冠心病等；同时喝茶可以振作精神、消除疲劳、改善血液循环，并能清肝明目。因此，老年人适当饮茶是有益于健康的，但不要喝浓茶。吸烟的危害人人皆知，老年人更不宜吸烟，以前有吸烟习惯者，要尽早戒除。

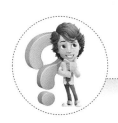

23. 老年人口腔卫生与饮食的关系

俗话说："牙好，胃口就好。"其实，牙齿的健康也和饮食息息相关——"胃口"好，牙就好。中老年人的口腔疾病与年轻人有一些不同点，发病率也较高。中老年人由于生理增龄的变化，身体各组织渐趋老化，器官功能日趋低下，口腔的变化同样经历这个自然发展的过程，容易发生各种口腔疾病。特别是牙齿，由于几十年咀嚼的磨耗，牙面的釉质大量被磨耗，生理的牙尖磨平，牙龈萎缩，更易引起各种牙病。要保持一口好牙，除有良好的刷牙习惯、定期进行牙齿检查外，也应该在食物的选择上下一些功夫，为老人们挑选适合他们的食物以及适合的烹饪方法。

    龋齿与牙周病是老年人比较常见的口腔问题，也是引起老年人牙痛、造成缺牙的主要原因，中国第三次口腔健康流行病学调查数据显示，我国中老年人龋患率高达 98.4%。严重的龋齿还可能导致牙髓炎，轻者影响老年人的饮食、休息，重者还可能造成老年人的口腔颌面部感染；而老年人如果龋齿损坏严重，破坏了牙质，时间长了，仅存留残冠残根，会严重影响咀嚼功能，加重胃肠负担。牙周病是指发生在牙周支持组织的各种疾病，主要包括牙龈炎和牙周炎两大类，前者只发生在牙龈组织，而后者则是累及四种牙周支持组织（牙龈、牙周膜、牙槽骨和牙骨质）的慢性感染性疾病，往往引发牙周支持组织的炎性破坏，老年人牙周病较多且较严重。牙周病不仅是引起老年人牙齿脱落的首要原因，更是影响心脏、肺、肾等重要脏器功能，是导致各种疾病发生的重要成因。牙周病可引起心血管系统疾病（心内膜炎、急性心肌梗死、冠心病）、糖尿病、呼吸道及消化道慢性疾病。针对这类问题，我们需要提醒老年人，坚持每日三餐后刷牙，可以有效地保持口腔清洁，控制细菌生长。不要在睡前吃东西，尤其是甜食，以免黏在牙齿上的糖类发酵，使牙齿受蚀损坏。此外，还应该加强牙齿锻炼，提高抗龋能力。氟素是人体进行正常代谢和促进健康所必需的一种元素，它对牙齿的坚固起着主要作用，还可以抑制细菌的生长。牙齿补充氟素的方式很多，其中使用氟化物牙膏是一种简便而有效的途径。改变饮食结构，控制糖类摄入也是重要的措施之一。现在我们的食物越来越精细，含糖量不断增加，食用巧克力、奶糖、精制蛋糕等软而黏的食物后，残渣会黏在牙齿表面，为致龋细菌提供了充足的"粮草"。因此，应该尽量限制这一类食物的摄入量，多吃瓜果、蔬菜、蛋、肉类等食物，均衡的营养对维持牙周组织健康起着重要作用，可以增强牙周组织的抗感染力和修复的能力。我们还可以教老年人经常用手指按摩牙龈，促进牙龈的血液循环，增加牙龈组织氧气和营养的供应，这有助于牙龈的健康。叩齿也是一种古老的保健方法，对保持牙周的健康有一定作用。

日常生活中，有一些常见的食物可以起到保护牙齿的作用，我们可以适当地为老人搭配。

（1）芹菜：芹菜是天然的牙刷，具有清洁牙齿表面的作用，当你大口嚼着芹菜时，它正帮你的牙齿进行一次大扫除。芹菜中的粗纤维通过对牙面的机械性摩擦清洗，可以擦去黏附在牙齿表面的细菌，减少牙菌斑形成，而且这些粗纤维还可以起到刺激胃蠕动、促进排便的作用。

（2）奶酪：钙摄取不足，不但会引起骨质疏松，还损害牙齿健康。所以每天要从各种天然食物里补充钙。奶酪是钙的"富矿"，经常食用可以修复牙齿损伤，起到保护牙齿坚固的作用。

（3）洋葱：洋葱的护齿作用在于其含有的硫化合物，它们是牙齿的天然保护神。这个牙齿细菌"小杀手"能杀灭引起龋病的变形杆菌，常吃洋葱可以保护牙齿，这一作用以新鲜的生洋葱效果最好，因此我们可以在给老年人的凉拌菜菜谱中加入生洋葱。

（4）香菇：香菇中所含的香菇多醣体可以抑制口腔细菌，使其不能制造牙菌斑，从而防止龋齿。所以，容易沉积牙垢的人可以多吃一些香菇。

（5）芥末：我们在吃芥末的时候，往往会觉得很呛鼻，这是因为芥末中含有异硫氰酸盐这种物质，它不仅可以起到杀菌、防龋病的作用，而且对预防癌症、防止血管凝块、辅助治疗气喘等也有一定的效果。

（6）绿茶：一方面绿茶含有大量的氟，可以与牙齿中的磷灰石结合，具有抗酸防龋病的效果；另一方面绿茶中的儿茶素能够减少在口腔中引起龋病的细菌，同时也可消除难闻的口气。

（7）薄荷叶：薄荷中含有的薄荷油可以减少口腔内细菌滋生，用薄荷叶自制漱口水，能缓解牙龈发炎、肿胀等不适感，同时也可减少口腔内的细菌滋生。

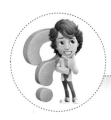

24. 老年人总是便秘，怎么破？

便秘是很常见的消化系统问题，尤其在老年人群中更为普遍。长期的便秘对身体健康非常不利，可以引起很多疾病的发生，如痔疮、肛裂、结肠癌等，更严重的是可诱发心绞痛、心肌梗死、脑出血等。可以说，便秘是危害中老年朋友健康甚至生命安全的一个潜藏杀手，我们应该在日常生活中加强便秘的预防和治疗。引起老年人便秘的常见因素可能有以下几种因素：

（1）消化道功能减退：老年人消化系统功能衰退，唾液腺、胃肠和胰腺的消化酶分泌量减少，消化吸收功能降低，因此进食量相对减少。老年人胃肠反射减弱，腹部及骨盆肌肉收缩力下降，使排便乏力。

（2）缺乏膳食纤维：老年人牙齿不健全，饮食过于精细，偏向摄取易消化、营养丰富软烂无渣的食物，缺乏蔬菜及瓜果等富含水分、谷糠及粗纤维食品的摄入，加之老年人偏食、进食单调，形成粪块的机械性刺激不足以使直肠黏膜充盈扩张，肠蠕动能力减弱，无法产生排便反应。

（3）肠道蠕动缓慢：老年人体力活动减少，或久病长期卧床，肠蠕动功能减弱，排便无力，粪便在肠内停留时间过长，所含水分大部分被肠黏膜反复吸收，导致粪便干燥、坚硬，难以排出。

（4）精神心理因素：精神紧张，心情抑郁，环境改变或打乱生活规律等，老年人多有便秘症状，这是神经调节功能紊乱的缘故。

（5）肛门直肠疾病：老年人因患痔疮、肛裂等，为避免排便时疼痛和害怕出血，总是有意识地控制便意，久之则发生便秘。

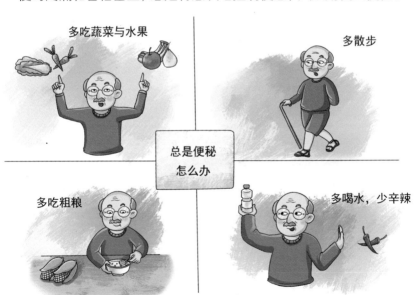

（6）体内缺水：老年人感觉口渴能力下降，在体内缺水时也不会感到口渴，使得肠道中水分减少，导致大便干燥。

（7）药物因素：老年人多潜在各种疾病，长期服用某些药物，如肌乙陡、抗忧郁剂、制酸剂、利尿剂、铁剂、抗帕金森氏症药物等，这些药物会抑制肠蠕动，引起便秘。

（8）排尿不便：老年人由于前列腺肥大、瘫痪，或长期卧床的患者，因排尿不便而自行限水，使大便干结。

（9）排便受阻：肠肿瘤阻塞、肠炎、放疗反应、手术创伤致肠腔狭窄、黏连引起的梗阻性便秘。

综上所述，老年人易发生便秘可以是单独一种因素引起的，也可能是多种因素共同作用的结果，因此我们针对老年人的便秘情况，应该多几种考虑，有针对性地采取不同的解决措施。在饮食方面我们需要提醒老人的是，除了要多吃些蔬菜、水果之外，还要适量吃些粗粮和海产品。每天饮水量不少于1 500毫升，可以喝些绿茶。有心脑血管疾病的老年人，要注意药物和精神因素对排便的影响，必要时更换其他药物。老年人不论何种原因引起的便秘，每天最好散散步，使全身肌肉放松。

此外，如果老人平素大便正常，突然经常发生便秘，应考虑是否有肠道肿瘤的可能，特别是直肠癌，应进一步做肛门指检或直肠镜检查。部分老年人患结肠憩室病、甲状腺功能减退、高血钙时也有可能便秘，也需要到医院进行相应的检查，排除这些疾病原因导致的便秘，再设法从饮食、锻炼等方面进行调整。

第三章

老年心理与健康

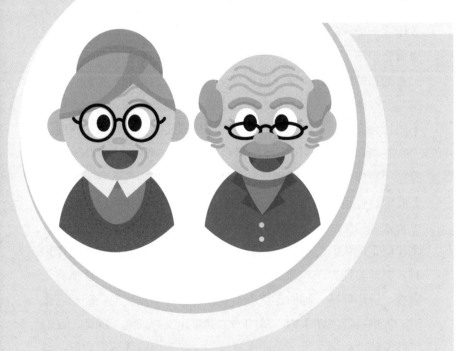

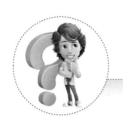

25. 什么是心理健康？

随着社会的发展和人们对于自身认识的不断深化，人们对于健康这一概念的认知也在不断地丰富和完善之中。现代社会的健康概念中不仅包含了生理健康，还包括心理健康和社会适应，而三者的和谐统一才构成了真正意义上的健康的基础。那么，什么是心理健康呢？事实上，心理健康的标准是动态的，不同年龄、不同社会文化背景、不同时代，对心理健康的标准也是不同的。

1946 年召开的第三届国际心理卫生大会曾指出，心理健康是指"身体、智力、情绪十分协调；适应环境，在人际交往中能彼此谦让；有幸福感；在工作和职业中能充分发挥自己的能力，过有效率的生活。"我国也有学者认为，心理健康是指人的一种比较稳定持久的心理机能状态，它是个体在与社会环境相互作用时，主要表现为在人际交往中使自己的心态保持平衡，使情绪、需要、认知保持一种稳定状态，并表现出一个真实自我的相对稳定的人格特征。如果用简单的一个词来定义心理健康的话，我们可以说是"和谐"。一个心理健康的个体不仅自我感觉良好，与社会发展和谐，可以发挥最佳的心理效能，而且可以进行自我保健，自觉地减少行为问题和精神疾病的产生。

我们也可以参照以下指标，来综合判断我们身边的老年人是否拥有健康的心理。

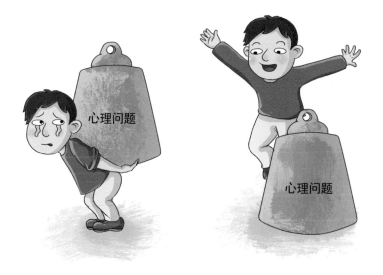

（1）了解自我，悦纳自我。一个心理健康的人能够体验到自己的存在价值，既能了解自己，又能接受自己，具有充分的自知之明。也就是说，他对自己的能力、性格、情绪和优缺点都能做出恰当、客观的评价，对自己不会提出苛刻的期望与要求；对自己的生活目标和理想也能定得切合实际，因而他在大部分的时间里对自己总是满意的。同时，他也可以客观地认识自己的不足，努力发展自身的潜能，即使对自己无法补救的缺陷，也能安然处之。而一个心理不健康的人则缺乏自知之明，对于自己的能力缺乏客观的评估，因此所定的目标和理想常常不切实际，主观和客观的距离相差太远导致在做一些事的时候要求太高、结果太差，这样的落差常常使得他们自责、自卑，结果是使自己的心理状态永远无法平衡，也无法摆脱自己将会面临巨大危机的心理感觉。

（2）接受他人，善与人处。心理健康的人乐于与人交往，不仅能接受自我，也能接受他人，悦纳他人。他能够认可别人存在的重要作用，在与他人的沟通和交往中和谐愉悦，在生活小集体中可以和他人融为一体，乐群性强，既能在与挚友相聚时共欢乐，也能在独处沉思之时无孤独之感。在与人相处时，积极的态度（如同情、友善、信任、尊敬等）总是多于消极的态度（如猜疑、嫉妒、敌视等），因而在社会生活中具有较强的适应能力和较充足的安全感。而一个心理不健康的人，总是自别于集体，与周围的环境和人格格不入。

（3）热爱生活，乐于工作和学习。心理健康的人会珍惜和热爱生活，积极投身于生活，在生活中尽情享受人生的乐趣。他们在工作中尽可能地发挥自己的个性和聪明才智，并从工作的成果中获得满足和激励，把工作看作是乐趣而不是负担。他能把工作中积累的各种有用的信息、知识和技能贮存起来，便于随时提取使用，以解决可能遇到的新问题，能够克服各种困难，使自己的行为更有效率，工作更有成效。而心理不健康的人则往往感觉工作是一个沉重的负担，即便勉强去学习也抱着消极和不得已的心态。

（4）能够面对现实、接受现实，并能够主动地去适应现实，进一步地改造现实，而不是逃避现实。心理健康的人对周围事物和环境能做出客观的认识和评价，并能与现实环境保持良好的接触，既有高于现实的理想，又不会沉湎于不切实际的幻想与奢望。他对自己的能力有充分的信心，对生活、学习、工作中的各种困难和挑战都能妥善处理。而心理不健康的人往往以幻想代替现实，不敢面对现实，没有足够的勇气去接受现实的挑战，总是抱怨自己"生不逢时"，或者责备社会环境对自己不公而怨天尤人，因而无法适应现实环境。

（5）能协调与控制情绪，心境良好。心理健康的人的情绪中愉快、乐观、开朗、满意等积极情绪状态总是占据优势的，虽然也会有悲、忧、愁、怒等消极的情绪体验，但一般不会长久。他能适当地表达和控制自己的情绪，喜不狂、忧不绝、胜不骄、败不馁、谦逊不卑、自尊自重，在社会交往中既不妄自尊大也不畏缩恐惧，对于无法得到的东西不过于贪求，争取在社会规范允许范围内满足自己的各种需求，对于自己能得到的一切感到满意，心情总是开朗的、乐观的。

（6）人格和谐完整。一个心理健康的人，其人格结构中的气质、能力、性格和理想、信念、动机、兴趣、人生观等各方面都能平衡发展，从而使他的人格在其精神面貌中能够完整、协调、和谐地表现出来。他思考问题的方式是适中和合理的，待人接物能采取恰当灵活的态度，对外界刺激不会有偏颇的情绪和行为反应，能够与社会的步调合拍，也能与集体融为一体。

（7）智力正常。智力正常是一个人正常生活最基本的心理条件，也是心理健康的重要标准，智力是人的观察力、记忆力、想象力、思考力、操作能力的综合。一个人如果智力低下的话，也不能算心理健康。

（8）心理行为符合年龄特征。在人生命发展的不同年龄阶段，都有相对应的不同的心理行为表现，从而形成不同年龄独特的心理行为模式。心理健康的人应具有与同年龄段大多数人相符合的心理行为特征。如果一个人的心理行为经常严重偏离自己的年龄特征，一般都是心理不健康的表现。

一般而言我们可参照上述标准去对老年人的心理健康状况做

一个基本的判断，但是严格意义上的心理健康则需要求助于临床心理学家的测查与诊断，不能随意给自己和他人胡乱下结论。

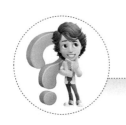

26. 老年人容易有哪些心理上的改变？

心理学家认为，人的健康应包括身体和心理两个方面。前者显而易见，容易被人发现；而后者比较隐蔽，很多心理障碍发生在身体健康、智力健全的老年人身上，因此也就极容易被忽视。乍看百思不得其解，其实细细想去，也在情理之中。很多老年人在年富力强奋斗拼搏之时，一心扑在工作上，纵然有些看不惯、摆不平之事，身体有些不舒服的感觉，也没有时间去细想多虑；而当退休了，闲的时间多了，凡事都要从脑子里认真过一遍。如果老年人周围的环境中可以交流的人不多，他对事物的看法和思维就可能出现偏差，一旦走进死胡同，钻了牛角尖，就很容易发生心理的反常和行为的变态，陷入思维的误区，种种疑心、偏执、主观臆测的情况就会悄然而生。有一个寓言故事叫作"疑人偷斧"，是说有个人丢失了一把斧头，他疑心是邻居家的儿子偷的，就很注意地观察他的一言一行，总觉得他走路、说话等动作态度，无处不像是一个偷他斧头的人。但是不久以后，老头儿在他自己上山砍柴的山谷里找到了斧头，当他再去留心邻居家儿子的动作态度时，就感觉他没有一处像是偷斧头的人了。有一位老年朋友在意识到自己的心理改变后，提到自己的感受时说："也不知怎么搞的，如今我遇事就敏感，对想不通的现象就神神道道乱猜测，就像一则寓言里那个怀疑别人偷斧子的人。"

俗话说"心病要用心药治"，只要摸准"病情"，对"症"下药，就可以帮助心理障碍者走出他们的误区。因此我们需要了解老年人会有哪些变化，以及为什么会出现心理健康方面的问题。

首先我们需要了解的是导致老年人心理变化的原因和变化的特点。

（1）智力下降。一般认为人在 18 岁时智力达到最高水平，以后随着年龄的增长其智力呈逐渐下降的趋势，而到更年期后，智力的下降更为明显。有研究指出，更年期智力下降是因为更年期各器官萎缩与功能衰退在同一时间并不一致，因此使内分泌等多个生理系统的功能处于紊乱状态，并由此引发出一系列生理现象，被称之为更年期综合征，其中的一种表现便是智力的降低，主要表现为三个方面。首先，是道德智力的降低：表现为在处理人际关系方面，分辨是非的智力能力降低，或者过于敏感。有的人说人一老了，就会变得好坏不分，不知好歹，不通情理。这一点一般会在对待自己子女的态度变化上比较明显地表现出来，例如，子女与老人无论发生一点什么小矛盾，更年期中的老人更易于认为，是子女对自己不好了，是不孝顺啦，是不想给自己养老了等，从而有偏激的反应。其次，往往表现为知识智力的降低：表现为分辨事物好坏真假的智力降低，更易受人忽悠，上当受骗。那些卖假药、卖假冒伪劣保健品和其他商品的，一般都是看准了更年期老人这一智力缺陷，而把目标锁定在了这些人身上。最后，可能是财富智力的降低：有些原本抠门的人，进入更年期，突然想开了，花钱变得大方起来，甚至盲目乱花。一般来说，更年期中的老年人，其智力的降低会在上述一个智力方面或两个智力方面表现出来。男性与女性相比较，女性会表现得更为突出一些。此外，智力减退的程度与心理因素也有着密切关系，有的老年人因为自信心不足，往往自惭形秽，自认为智力减退，而实际上并非想象得那么严重。

（2）情绪多变。随着年龄的衰老、工作及生活环境的变化、子女的独立成家、老伴因疾病或其他原因离去、经济条件的改变等，很多老年人会出现明显的精神情感变化。往往失去自我控制，容易勃然大怒，难以平静下来，其情绪激动程度和所遭遇不顺心事情的程度可能并不相对应。也有的老年人很容易因为周围环境及影视中有关人物的命运而悲伤或不平，迅速出现情绪高涨、低落、激动等不同程度的情绪变化，时而天真单纯，时而激动万分。此外，当老年人出现脑组织老化或伴有某些脑部疾病时，如老年痴呆症时，也常有明显的情绪变化。老人们常常容易出现的异常情绪包括：①欣快的情绪：可能表现为一种满足感，容易怀旧，容易自得其乐，这种情况下他们的话语也会增多，面部表情给人以幼稚甚至愚蠢的感觉。②激越的情绪：很多老年人可能会常常出现情感不稳定，往往因为一点小事就大发雷霆或情绪激动，而且对待事物常常采取逃避的态度，固执己见，不愿意与家人合作。③抑郁的情绪：也有很多老年人表现为情绪的呆滞、退缩，还可能伴有食欲减退、心烦、睡眠障碍、疲倦等。有调查显示，在经济条件拮据的老年人门诊病人中，有48%的患者具有抑郁情绪；甚至身体健康、经济条件较好的老年人中也发现有4%的患者有抑郁症状。有不少人每月发作 1 次，每次持续数小时或数天，表现为意志消沉、烦躁、抑郁、焦虑等，当他们对往事进行回忆时大多伴有自责感、内疚感或后悔感。④焦虑的情绪：老年人往往出现内心空虚以及自责的感觉，或者杞人忧天，时时感觉会有大难临头；常常表现为坐立不安、反复挑选衣服、不停地搓手、到处吼叫或来回走动甚至拒绝进食与治疗等。⑤淡漠的情绪：这种情绪主要表现为退缩、孤独、回避与人交往，对环境缺乏兴趣等。

（3）疑病。60 岁以上的老年人，有半数的人可出现疑病症状，这是由于老年人的心理特点已从对外界事物的关心转向自己的躯体，加上这些关心可因某些主观感觉而加强，并因顽固、执拗的个性，更易出现疑病症状，常出现头部不适、耳鸣、胃肠道功能异常以及失眠等。即使稍有不适，也要向周围人去诉述。有时会过分注意报刊书籍上的一些医学常识而对照自己的不适感，常为此而心神不定，惶惶不安，甚至多次求医就诊。

（4）猜疑和嫉妒。一般认为，人进入老年期后，对周围人的不信任感和自尊心增强，常计较别人的言谈举止，严重者认为别人居心叵测，常为之而猜疑重重。由于生理功能减退，性欲下降，易怀疑自己配偶的行为，常因之而争吵。由于判断力和理解力减退，常使这些想法变得更为顽固，甚至发展成为妄想。每当目睹年轻人活泼好动等性格时，常因之而嫉妒和自责。

当然，我们在遇到老年人的情绪和心理变化时，应该注重这些心理变化是否是由于一些身体的疾患（如高血压、动脉粥样硬化、阿尔茨海默病等）所导致的，尤其是要注意与一些老年人常见的身体疾病导致的心理改变相鉴别，以避免延误疾病的诊断及治疗。

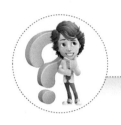

27. 怎样保持每天好心情?

衰老是人生的必经之路, 心理活动的衰退是个积累的过程。完全不服老, 不承认衰老是生物规律之一, 是违背自然规律的。人不可能"长生不老", 但是, 学点老年心理学, 可以及时了解老年人心理的知识和特点, 一旦心理活动出现衰退、偏差、障碍, 可及时通过自我调节得到纠正, 指导自己过好晚年生活, 并增强信心, 这对于正确处理家庭生活、增进生活情趣、防止心身疾病、延年益寿以及延缓衰老过程的到来都具有积极的意义。

为了使老年人退休后可以安度晚年, 避免老年人心理疾患的困扰, 我们应该提示和帮助老年人做到以下几点:

(1)起居有常: 生活作息有规律, 生理活动与心理活动富有节奏, 有利于老年人的身心健康。

(2)饮食的生理卫生与心理卫生: 饭前要洗手, 吃饭每餐要力求定量, 切忌暴饮暴食, 并注意饮食的心理卫生, 努力做到吃饭前后心情平静, 精神愉快, 切忌心情抑郁或暴喜暴怒。

(3)力所能及地做一些适当的工作: 老年人退休后没事做, 生活失去节奏, 从而产生孤寂感, 这种消沉的心理状态对身心健康是很不利的, 做些力所能及的工作是延年益寿的重要手段。

(4)培养几项艺术爱好与娱乐活动: 老年人对绘画、书法、音乐、诗词等艺术的爱好, 可以消除孤单与寂寞, 陶冶情操。老年人也需要适当的娱乐活动, 但参加的时间不要过长, 内容不宜太惊险或太沉闷，场面不宜太闹太杂。

（5）注意心理修养：我国医学中的养生学很强调心理修养在养生中的重要性。因此，老年人要讲究心理卫生，提高心理健康水平，愉快地度过晚年。

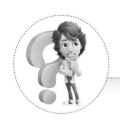

28. "老来俏" 的老年人

常言道："爱美之心人皆有之"。美是具有炫耀性和含蓄性、创造性和模仿性、时尚性和积累性、选择性和从众性等许多特点的。也就是说，人们总是想根据自己的情况利用恰当的方法来美化自己，老年人也不例外。然而，在现实生活中，很多人认为人老了就不必讲究什么形象，随便凑合一下就行。有的人对老年人爱修饰打扮看不顺眼，甚至冷嘲热讽，把老年人注意穿戴讥笑为"老来俏"。事实上，"俏"字包含着漂亮、容态美丽可爱的含义。老人们虽然生理年龄进入了老年期，但心仍不老，在仪态、服装上讲究一点、俏丽一点，个个争做"老来俏"有何不可？这种心态不仅是健康向上的，而且是当今欢快幸福生活的写照，它还是一种"精神调节剂"，不仅可以活跃自身的脑细胞，保持心理平衡，消除中枢神经系统的疲劳，还可以起到延缓精神老化、减少疾病和延年益寿的作用。

心理学家认为，恰当的修饰可以使人心情畅快、焕发青春的活力，老年人经过打扮而显得潇洒、大方、有风度，有的时候还

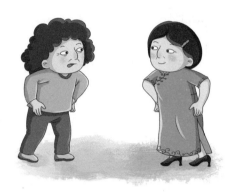

可以弥补年轻时代丢掉的一片美丽"空白"，这种"我还年轻"的感觉，可以给他们带来积极的心理暗示，对健康也十分有益。有研究显示，喜欢"老来俏"的老年人比那些不善于穿着打扮的同龄人患上慢性病的概率要低很多。一方面，是因为老年人心情愉快时，血液循环会更加顺畅，使内脏器官得到充分的氧气和营养供给，不易患病。另一方面，得体的仪表也会使老年人更加自信，使神经系统兴奋，延缓大脑的衰老进程，使人看上去容光焕发。我们在生活中也常有这样的体会：如果感到沮丧或身体微微不适的时候，把自己重新打扮一下，去理个发，泡个澡，穿上一套新衣服，可能就会发现刚才的那些不适感都消失了，人一下子又精神起来，这就是仪容对人潜移默化的作用。

　　还有的学者认为，老年人通过对仪表美的物质体验，能感到自己还年轻，在精神上得到满足和愉悦，从而产生积极的情绪和情感，促使机体分泌有益于健康长寿的激素酶和神经递质，以增强防病和抗衰老能力。这就是有的人看上去比实际年龄小 20 多岁的道理。在国外，男性老年人爱穿西装，系色泽鲜艳的领带，老年妇女爱穿色调明快的衣服，甚至追求流行色调，打扮得都很时髦。而恰恰正是这种时髦，给予老年人一种心理上的快慰。医学家通过研究发现，人在心情愉快时，机体可以分泌出更多的酶、乙酰胆碱、去甲肾上腺素等生化物质，这些生化物质分泌的增加，促进体内血液流速加快、提高神经细胞的兴奋状态，这也使内脏器官的代谢活动达到最佳状态，并能增强机体免疫系统的功能。这就是"老来俏"能够促进身体健康的奥秘所在。

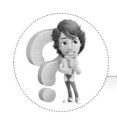

29. 人都老了，还上个大学，这样好吗？

大学教育以往一直被视为是年轻人的专利，偶尔有个年龄大一点的人上大学的新闻，常常会轰动一时。有的人会嘲讽地说，老都老了，还上什么大学啊？然而随着时代的变迁，老年大学在各地已经成为一种时尚的潮流，歌咏、舞蹈、摄影、电脑、国画、书法等专业常常出现异常火爆的报名场面。看看这些专业，我们是不是能够想得出，为什么老人们都赶着去读个大学了吧。的确，大学教育是以素质教育作为基础的，老年人也有着多样化的学习需求，他们也渴望提升自身的生活品质，而老年大学教育的应运而生正是满足了老龄人群对现代化教育的愿望。

那么，炒得火热的老年大学都能够给老人们带来什么呢？

首先，老年大学可以带给老年人以新知识、新技术为主的科技素质教育。在这个知识爆炸的年代，知识日新月异，技术层出不穷。老年人由于退休，退出了社会主流舞台，回归社区和家庭，这在某种程度上会使他们与社会的发展脱节。如果不学习掌握日常生活中的新知识、新技术，就很难跟上社会发展的节奏，在日常生活中寸步难行，无所适从，就会落后于时代，被现代社会边缘化。而老年大学可以通过科技素质教育，使老年人对新的科学技术术语、概念有一定的认识，也对科学技术研究的一般过程、方法有一定的了解，从而养成科学思维的习惯。这样的老年人，能够对个人生活和社会生活中出现科学技术问题做出合理的反应，对日常生活中的伪科学也具备一定的识别和判断能力；能使用日常生活中的高新科技产品和家用电器，如电脑、手机等；通过这些高科技产品的协助，他们能够熟练应用互联网，可以聊天、购物，也能学到一定的科学理财知识和技能，掌握和利用科学的养身保健知识等，受益良多。

其次，老年大学能够带给老年人以文学欣赏为主的文艺素质教育。我们都知道文学艺术是借助语言、表演、造型等手段塑造典型的形象来反映社会生活的意识形态，属于社会意识形态。它包括语言艺术（诗歌、散文、小说、戏剧文学）、表演艺术（音乐、舞蹈）、造型艺术（绘画、书法，雕塑）和综合艺术（戏剧、戏曲、曲艺、电影）等。文艺素质教育可以使得老人们对音乐、舞蹈、书法、绘画、摄影、雕塑、建筑、文学、戏剧、影视等文学艺术的欣赏、感受、认知、表现的知识、能力和境界的提高，也就是感受美、欣赏美和创造美的知识、能力和境界的教育。上老年大学的学员与没有上老年大学的老年人相比较，心胸更加开阔，求知欲更加旺盛，生活更加丰富多彩，表现出来的形象更加近似于"腹有诗书气自华",会显露出一种由内而外的优雅和自信。这些都得益于老年大学的文艺素质教育。

最后,老年大学还会带给老年人以养身保健为主的身心健康素质教育。老年人怎样的心理状态才算是健康呢?有学者制订了10条心理健康的标准:充分的安全感,充分地了解自己,生活目标切合实际,与外界环境保持接触,保持个性的完整与和谐,具有一定的学习能力,保持良好的人际关系,能适度地表达与控制自己的情绪,发挥自己的才能与兴趣爱好,个人的基本需要得到一定程度的满足。健康的维持是老年人生活质量的基础,而老年大学身心健康方面的素质教育可以提高老年人对老年常见病的预防知识水平与技能,了解健康生活方式如何养成,而健身拳(太极拳)、操(各类体操)技能教育以及退休适应性、老年期心理调式、生命科学、正确面对死亡等教育可以帮助老年人掌握保持身心健康的科学方法,学会健康生活方式,具备自我心理调控能力,培养优良的心理品质和良好的精神状态,积极乐观地面对老年生活,提高自身生活质量和生命价值。

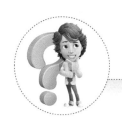

30. 培养一个兴趣给老年人
带来的改变

我们每个人都会有一些兴趣爱好,通常年轻人和中年人的兴趣爱好更为广泛，而且多偏于运动类，如打球、跳舞、游泳、远足等，这是由他们的年龄和身体条件所决定的。

而当人到老年，这些兴趣和爱好可能就会逐渐转型，从以动态为主慢慢变得偏于静态。然而，培养和保持一定的兴趣爱好，对老年人来说更为重要。不少老年人退休之后无所事事，久而久之就产生失落感。有了自己的兴趣爱好之后，可以通过对自己兴趣方面的钻研来消除孤独感；培养兴趣爱好还可以促使老年人走出家门，融入社会从事一些有意义的活动，这些活动在放松心情的同时，能促进老年人的身体健康。培养起一定的兴趣爱好，可以使老年人的生活内容更加丰富，激发对生活的兴趣，而且对大脑是种有积极意义的休息。它能协调、平衡神经系统的活动，使神经系统更好地调节全身各个系统、器官的生理活动，对延缓衰老、预防老年痴呆都有积极的作用。凡长寿者多有兴趣和爱好，他们通过这些兴趣、爱好，使自己的心情愉悦，同时也调节内脏功能，促进新陈代谢，无形中给长寿创造了良好的条件。

然而，兴趣的培养并非一朝一夕的事，怎么样才能使老年人培养起兴趣来呢？

让我们来看看一个老年人是怎样在兴趣中发现自我的小故事。"我原来是钳工，也没什么兴趣爱好，就是有股子力气，退休了感觉有力使不出，于是就陪孙子逛公园，没想到这一逛就逛出来自己的爱好了。"张栈田老人这样回想他怎么开始了他的兴趣之旅。退休在家的张栈田原本无所事事，一次偶然的机会他发现公园里有不少老人在抖空竹。空竹悦耳的嗡嗡声和老人们娴熟的手法让张栈田产生了浓厚的兴趣，随后他便认真学习起了抖空竹这一中国传统运动。在抖空竹的过程中，张栈田不仅锻炼了身体，心情也变得愉悦，这让他体会到培养一项自己的兴趣爱好对于退休生活是多么重要。自此以后，张栈田便广交朋友，有机会接触到越来越多的事物。"我发现我对好多东西都有兴趣，有了兴趣我就去学，坚持下来感觉挺好的。"时间一长，张栈田成了伙伴中出了名的多面手，除了会抖空竹外，国画、书法、唱歌、跳舞他都有所涉猎。最让大家津津乐道的是，张栈田利用自己的闲暇时间学起了动画软件，现在他已经可以制作一些简单的动画短片了。

　　从张栈田老人的例子中，我们可以看到，善于学习、渴求新知是培养兴趣的先决条件。不少兴趣爱好都需要通过不断地学习才能获得，如书画、跳舞等，这就需要老年人具备一定的学习能力，而且保持求知欲望。俗话说，"活到老，学到老"。学习可以促进大脑的使用，使大脑越用越灵活，从而延缓智力的衰退，而且老年人要通过学习来树立新观念，跟上时代的步伐。同时，学习需要有针对性，并要有持之以恒的精神。许多老人都存在"三天打鱼、两天晒网"的习惯，看别人做什么就学着做什么，却很难坚持下去。但只有坚持下去，才能够逐渐体会到其中的乐趣。当然，前提是老年人应该知道自己擅长的方向，有针对性地寻找自己喜欢的事物。在学习的过程中，老人也需要学会自我肯定。在培养兴趣爱好的过程中，即便只是取得一丁点成就，也要学会鼓励自己。例如，学习写毛笔字，今天有个字写得比昨天好，就可以采取一定的形式奖励自己。有条件的话，也可以将这个字拍成照片发到朋友圈，以求得到朋友和家人的肯定。而这种肯定和欣赏会更加激励老人，从而形成一个自我肯定、外在肯定的良性循环，有助于兴趣的最终养成。

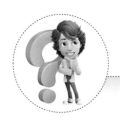

31. 长寿老人有什么秘诀吗?

长寿是很多人的希望,然而健康地长寿才是真正的享受人生。我们常常会看到一些百岁老人不服老的新闻,他们虽然年老但仍然能保持生机勃勃的活力的关键因素是什么呢?《美国新闻与世界报道》网站近日报道了六位长寿老人的抗衰老秘诀,他们的语言质朴、简单、诚实和直接,容易遵守。

"晚上别吃太多,否则会生病。"106 岁的斯坦尼斯拉夫·科尔瓦斯基在接受英国《每日邮报》采访时说。一些研究表明,如果在夜间进食过于油腻的食物,身体会更倾向于把这些热量作为脂肪存储起来,而不是把它作为能量来燃烧,这就会导致体重增加,埋下多种健康隐患。因此,进食的时间会对健康产生重要影响。

"每天都坚持锻炼是我例行的生活常规。"101 岁的艾达·柯灵在接受《纽约时报》采访时说。把体育锻炼作为日常生活中的一部分,使其程序化,就像刷牙和洗澡不可少一样。随着时间的推移,任何重复性和经过深思熟虑的实践活动都会让大脑的神经连接变得越来越强壮和厚实。让体育锻炼自然而然地成为你生活中不可或缺的一部分,也会令肌肉更为强壮发达。

"我只想前行,不想走回头路。"艾达·柯灵在接受采访时还说。要为自己的生活制订切实可行的目标,从简单和小的事情开始做起,一旦达成,你就希望设定更具挑战性的目标。例如,

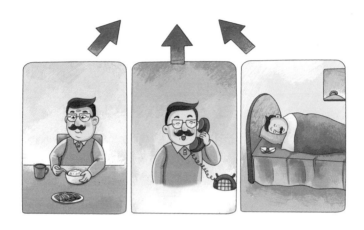

不要打算在秋季参加马拉松长跑比赛，而是每周都慢跑 2 ～ 3 次；不要在下个月才做出减重 8 千克的努力，而是每周从事 45 分钟中高强度的有氧锻炼。实现这些小的目标之后，就会激励你去达成更大的目标。

"做什么事情都要适度，态度积极，对周围的事物怀有感恩之心。"100 岁的劳蕾塔·泰吉特在接受《今日美国》采访时说。心态会影响到健康，精神面貌对身心健康的影响面颇为广泛，其中包括心肺功能、睡眠模式和身体姿态等。保持乐于成长、热爱学习和关爱他人的心态会让人打开心灵的大门，乐于接受新体验，促进创新观念的迸发，更好地照顾自己和周围的人。

"家庭让我无比欢乐。"116 岁的苏珊娜·莫莎特·琼斯在接受美国国家公共电台采访时说。这也是哈佛大学的精神病专家罗伯特·瓦尔丁格所一直倡导的健康理念。作为马萨诸塞州总医院成人发展实验室的主任，他对数百名美国男子进行了长达 75 年的追踪调查，以考察影响成年人幸福感的因素。他的主要结论就是，形成和巩固良好的人际关系，尤其是家庭关系，有助于人们活得更健康、更长寿。

"睡得香，吃得好，活得就长。"117 岁的大川美佐绪在接受英国《每日电讯报》采访时说。多项研究表明，睡眠对免疫功能、代谢、肌肉生长、记忆力、学习和其他生理功能起到了关键性的作用。如果你是一名慢性失眠症患者，获取充足的睡眠需要努力去实现。对于其他人来说，为每晚睡眠不到 7 ~ 8 个小时找借口是不应当的。

"我参加了很多有意思的活动。"104 岁的梅伊·路易斯在接受提倡简约生活理念的美国时尚杂志《返璞归真》采访时说。研究显示，新体验会以奇特的方式刺激大脑，把身体暴露于新环境之中有益于新的脑细胞得到生长。这些新活动如打网球、弹竖琴和学习编筐等，它们能刺激感官，向潜能发出挑战，从而提高身心健康水平。

不吃太多、勤运动、设立目标、让关爱的人围绕在自己身边、睡好觉和培养新兴趣。这些观点既不新鲜，也不时髦，然而确实对健康长寿有益。

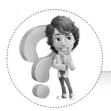

32. 唠叨给老年人带来了什么？

有些老年人，年龄越大越不爱说话，不喜欢嘈杂的声音，屋子里整日很清静，尤其是一些独居的老人，亲朋好友间的交往少，不爱出门，说话机会很少，殊不知，这对老年人的健康是非常不利的。对于我们人类来说，包括说话在内的声响刺激是生存的必要条件之一，我们的大脑遵循着用进废退的自然法则，当一个人说话太少，大脑中专管语言的区域的兴奋度就会减弱，不利于大脑的健康运转；此外，说话的过程需要经过逻辑思考进行语言的提炼和组织，而减少说话，也就减少了大脑得到锻炼的机会。

美国密歇根大学学者称，友好的谈话是使人变得聪明的可靠手段。俄罗斯《星火》杂志也报道称，经过科学家测试发现，在参加重要活动前，和人多交谈些愉快的话题，保持微笑，可以激活大脑，在活动中发挥更好的智力，表现得更聪明。

老年人的大脑细胞不断退化衰老，通过多说话可以刺激大脑细胞保持活跃并保持一定的兴奋，可以有效推迟大脑的衰老进程，对预防老年痴呆具有一定的作用。目前许多治疗老年痴呆的方法中，多感官刺激是效果最好的。所以，儿女要鼓励老人多说话，并在老人的居室营造一些和谐的声响，平时也要多听老人说说话。善于听老人唠叨、从唠叨中理解老人的爱，也是一种孝顺。

而老年朋友也应该给自己创造更多和周围交流的机会，例如，可以培养自己的爱好，加入一些兴趣团体，演讲、唱歌、读书会等都是很好的活动；也可以学习植物种植、动物养护等，除了可以探索一些新的知识、培养新的兴趣外，在养护植物和小动物的时候，也可以通过和朋友交流养护的经验而获得说话的机会。还有些老年朋友退休前是行业精英，也可以做一些博物馆、科技馆或者青少年活动场所的义务讲解员，创造更多和年轻的朋友交流聊天的机会，同时可以发挥个人积累的经验和专业所长，把知识更好地传递给下一代。

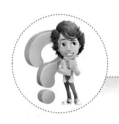

33. 留守老人的烦恼有多少？

留守老人也称空巢老人，是指那些因子女长期离开户籍地进入城镇务工或经商或从事其他生产经营活动而在家留守的父母。随着社会老龄化程度的加深，空巢老人越来越多，已经成为一个不容忽视的社会问题。当子女由于工作、学习、结婚等原因离家后，留守老人的经济情况、身体以及心理状态都有可能出现令人忧虑的情况。

大多数农村留守老人没有社会养老保障，经济收入来源主要是依靠子女和自己劳动所得的微薄收入，如果是失去劳动力的留守老人就只能靠子女补贴，在子女补贴不足的情况下，相当一部分老人会处于贫困状态。

与此同时，很多留守老人的健康情况也不容乐观。留守老人最怕生病，生病了没有人去请医生，经济能力差的连看病的钱都没有，往往都把小病拖成了大病。让老人觉得更加孤苦的是就算卧病在床也没有人照顾。而高龄留守老人所面临的困难更大，他们的发病具有突发性，若抢救不及时就会产生严重后果。

由于农村留守老人与子女在居住空间上的分离，老人缺乏精神慰藉，因而孤独感普遍加强。外出子女一年回家一两次，和父母在一起的时间不长，与父母缺少沟通交流。独守"空巢"的中老年夫妇因此而产生的心理失调症状，称为家庭"空巢"综合征，会对老年人的健康产生很大的危害。有调查显示，子女外出前老人感到"经常孤独"和"偶尔孤独"的比例共计16.6%，"不孤独"的比例超过80%；而子女外出后，老人感到"经常孤独"和"偶尔孤独"的比例超过50%，"不孤独"的比例下降到49.2%。老人的家人和子女一定要在生活中多多关注老人的心理变化，尽力去帮父母远离"空巢"心理。

城市留守老人的养老机制比较完善，但在农村更多的是依靠家庭。随着子女的外迁，这种依靠家庭养老的方式具有很大的困难。因此，在家庭养老的基础上，应该更多地着眼于社会养老体系的建设，将家庭化养老和社会化养老相结合，因为社会网络对农村留守老人的养老问题必然会发挥着越来越重要的作用，它的构建可以间接弥补家庭养老的不足。

尊老敬老是我国的优良传统，孝敬老人更是受人尊崇的良好品德，老人们当然也希望晚年有子女赡养。为了让外出务工人员能履行对老年人赡养的责任，应该多开展子女对父母的责任和义务的宣传教育，强化子女的赡养意识。如果子女不能留在父母身边，也可以通过经济支持和物质援助等间接方式履行自己的责任，例如，可以出钱为父母购买养老和医疗保险，有能力的子女还可以为留守老人购买养老服务，请专门的人员进行照料。这些方法都可以切实有效地减轻农村留守老人的经济负担和心理焦虑。

在"空巢"的生活状态中，老年人的心理很容易走入抑郁和焦虑的状态，因此子女应该经常与老年人保持联系，在精神上支持、关心他们，经常回家看看，听听老人内心的需求；不能经常回家的要经常打电话问候，与父母多沟通交流，缓解老人内心的孤独。

而老人们如果想避免自己陷入"空巢"的心理危机，应该如何来做呢？

首先，要提前做好迎接"空巢"的心理准备，时间应以一年以上为宜，这样老年人在思想上可以逐渐适应，以避免在"空巢"来临之际措手不及，心理上无法承受而产生心理问题影响身心健康。实践结果表明，主动迎接"空巢"家庭到来的老人较被动接受者产生的心理障碍要小得多。

其次，对于那些退休后再就业的老人们来说，虽然子女不在身边是会令自己觉得孤独，但是忙碌的工作会冲淡孤独的感觉。因此已经退休的"空巢"老人，如果身体健康状况较好又有一技之长的话，再就业应该说是一件利国利民利己的好事。

"空巢"来临后的第一个半年是老年人思想波动、情绪低落最明显的时期，这个时候老年人可以把自己的生活安排得丰富多彩一些。多参加一些老年人的集体活动。60～80岁的老年人可以多参加户外活动，多接触大自然。而85岁以上的老年人我们称之为高龄老人，最好是通过社区或者家人在家里组织一些活动。

与"空巢"伴随而来的往往也有衰老以及身体功能减退等现象，因此老年人应该对衰老有一个正确的认识，明确知晓衰老是一个正常的生理现象，生老病死是没有人能够逃脱的自然规律，我们能够做的是顺其自然，以平和的心态对待衰老。

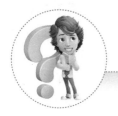

34. 你的儿女孝顺吗？

孝敬父母，同父母的亲子之情一样，是任何民族、任何时代共同的情感。在中国，我们这个以农立国、注重人际关系和谐的国家，"孝道"更被看重。曾看到这样一个故事：一位老太太在过生日的那天，尽管她不指望在外地功成名就的儿子能回来陪她，但她还是热切地盼望儿子能给她寄来一份礼物。她多希望儿子能给她寄来一本旅游画册或者小孙子的影集，让她有种精神上的享受，但结果令她极其失望，儿子仅仅给她寄来了一些钱，让她买些自己喜欢的东西。

由此，我们需要好好思考的问题是：老年人最需要子女什么样的孝心，是物质的，还是精神的？有些人认为，只要给父母足够的钱或者给父母提供足够的物质享受就算自己尽孝道了；有的人则认为，老年人最需要精神上的抚慰。

有记者组织了一个老年人座谈会，在场的老人们分别谈了自己对"孝顺"的不同看法。归纳起来我们可以看到以下几点是老人们一致认同的。

首先，很多老人非常认同"常回家看看就是孝"的看法，他们觉得现在大部分老年人的物质生活是有保障的，但最缺的就是精神抚慰，骨肉亲情是用多少金钱也买不到的。老人们都希望做儿女的"找点空闲，找点时间，带着孩子常回家看看"，陪着自己吃顿饭，说说话，让他们多享受一些天伦之乐，消除孤独寂寞，使精神得以抚慰。还有一部分老年人对子女的工作繁忙都非常理解，他们认为现在社会竞争激烈，子女的生活压力都比较大，老年人对子女的孝心不能太苛求，只要他们能有孝心，平时多给父母打个电话，节假日能回家看看，父母身患急病能及时到跟前，有这份真情就行了。

其次，老人们认为，对于老年人的尊重、赞许也是孝道的体

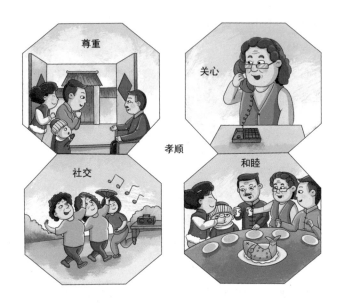

现。许多家庭缺的是"孝在嘴上",孩子没有学会赞扬老人。要知道给老人适时有度的赞扬,对满足老人的精神需求、提高老人的生活质量都有着很大作用。因此,学会赞扬老人,不仅是晚辈赡养老人的重要内容,也是一种生活艺术和敬老技巧。很多老年人在子女的孝心需求方面,其精神层面的需求更胜于物质的需求,所谓精神需求就是希望子女多与自己沟通、交流,使自己的生活多一些亲情关怀。此外,老年人还需要子女的尊重和善待。在生活中,老年人都希望子女能充分尊重自己的生活选择。子女应该多给父母一些时间,耐心倾听父母的教诲,对父母一些有疑义的话语,应耐心听完,不能顶撞老人,让老人心情愉快;要处处尊重老人,甚至是老人的一些缺点,子女也要多宽容和谅解。

那么,对于老年人来说,对于儿女的孝道究竟有哪些需求呢?

(1)尊重需求:87岁的孙爷爷退休前是一家国营毛巾厂的

副厂长。五一节，两个儿子带着全家来看老爷子。孙爷爷要给孩子讲述自己从一个普通工人成为副厂长的经历。可刚一张嘴，大孙子就说："爷爷，这事听您讲过不下五百遍。这些事还是留着讲给别人听吧。"一句话把老爷子气得够呛。从老爷爷的故事里我们可以看出，每个人都有获得他人尊重的心理需要，这对老年人而言尤为关键。老年人爱挂在嘴边的"我走的路比你过的桥还多"，的确是事实。老年人拥有年轻人不具备的丰富阅历和人生经验，如果晚辈能尊重他们的经验，家庭大事多征求他们的意见，耐心倾听他们的心声，都能让老年人获得心理满足。如果与老人的意见不统一，那么一定要坐下来，心平气和地商量出一个更好的办法。另外，一些微不足道的生活细节也能让老人感到被尊重，如赴宴时让老人上座、出门时让老人先行。当然，老年人也应该正确看待自己，尊重年轻人。时代在变化，因循守旧有时容易失策。

（2）社交需求：66 岁的吴奶奶最近总是神神秘秘的，每天吃完午饭就出门，傍晚才笑呵呵地回家。儿子很奇怪：老妈往常总抱怨在家无聊，无处可去，甚至有点"抑郁"了，这些天老往外跑，能去哪儿呢？他忍不住问了老妈，这才知道，她在社区里认识了几个老伙伴，经常结伴去附近的一家咖啡馆聚会。孤独是老人心中的"黑洞"，无法用物质填补。广州老龄委一项调查显示，96% 的老年人业余爱好就是看电视，很少出家门。人是群居动物，总窝在家里，心灵和身体都受伤。只有出去走走，多与人交往，才能身心健康。美国圣路易斯大学副教授海伦·拉奇发现，老年人多参加社交活动，如与人交谈、一起遛狗等，能培养良好心态。因此老年人不应自我封闭。一要多与家人在一起吃饭、唠家常；二要保持与旧友的关系，结伴钓鱼、爬山；三要主动结交新朋友，可以参加象棋队、京剧小组等，通过这些活动，会发现可以结交许多与自己有共同语言的新朋友。此外，帮助老年人学会上网也有助于提高他们的生活质量，使老年人抑郁风险下降。儿女们不妨在这方面下下功夫，教老人们学习上网浏览网页，帮助他们申请 QQ 号、微信号；还可利用自己的人脉、见识，帮老人结交朋友等，使他们的交流范围进一步扩大，避免孤独。

（3）工作需求：61 岁的杨奶奶在印刷厂干了一辈子。她回忆说，自己刚退休时，完全感受不到轻松。想想今后就是没有工作的人了，她吃不下、睡不香，没多久就大病一场。病好后，她托人去了一家私企食堂帮忙。尽管一个月才拿 800 元，但在她眼中，有份工作最重要。老年人退休后没事做，会使得原有的生活节奏被打乱，容易内心孤独。而继续工作，与人保持交流，不仅能获得归属感，还能延缓衰老。英国一项研究发现，退休后继续工作的人患认知障碍症（老年痴呆症）的概率降低。许多老年人有工作能力，更是生活的智者，不妨给他们参与社会活动的机会。近几年，很多欧洲国家开始顺应老龄化趋势，给老年人创造"老有所用"的环境，如推迟退休年龄、增加就业机会等。老年人可根据自身情况，发挥"余热"。医生、教师等脑力工作者可寻求返聘；从事高强度工作的人可根据爱好和健康状况，找份轻松的兼职。儿女也可以帮爸妈找点事做，但要提醒老年人注意劳逸结合，做决定前做好"有得必有失"的思想准备，了解清楚自己想要的生活是什么样子的。

（4）支配需求：65 岁的苏奶奶尽管年过六旬，但她身体硬朗，做家务还是一把好手。有一天，她去儿子家"视察"，一推门就看到被子和衣服都胡乱堆在床上。她看不过眼，唠叨了几句。

没承想儿子刚好在赶工作，不耐烦地让她少管闲事，这让苏奶奶很生气，但也无可奈何，只好不开心地回去了。对于老年人来说，爱插手子女的生活，是出于支配的心理需求。老人们一旦退休，他们的社会地位会发生变化，巨大的心理落差催生无用感和失落感，觉得没人需要、肯定自己，因此有些老人会通过干预孩子的生活找回自我价值。从某种程度上说，支配的需要是人本能和固有的欲望。因此，一旦父母有类似情况，首先，子女要多忍让，找机会跟父母聊聊，问问他们是怎么想的，试着找到更成熟理性的解决办法。其次，提些行之有效的建议，帮老人规划美好的晚年生活。老年人也要理解后辈，别过多干涉。不妨换位思考，如果自己忙了一天，回家还要挨数落，会不会开心。

（5）和睦需求：78岁的侯爷爷育有两儿两女，逢年过节都子孙满堂，可他并不开心。上个月过生日，晚辈来给他祝寿，可老二家媳妇跟大女儿因为一点小事含沙射影地吵起来，可把他气坏了。儿孙满堂固然好，但人多嘴杂，晚辈吵吵嚷嚷，甚至闹矛盾，很容易忽略家里老人的心理。实际上，"相对空巢"（与子女住得不远，但不在一起住）的老年人，心理健康水平比"绝对空巢"（不住一市甚至一国）、"非空巢"（居住一户）者都高。我们说，"孝顺"的落脚点应该是"顺"。具体要做到两点：一是细观察。老年人的心理很脆弱，有时一句话或一个眼神就可能使他们受伤。因此要观察父母的言行，通过细节判断是不是哪句话让他们不舒服了。二是会说话。常言道，"良言一句三冬暖，恶语伤人六月寒"，谁听了顺心话都会高兴。起冲突要赶紧说好话，化解矛盾。老年人自己也要做到放宽心，记住"儿孙自有儿孙福"。非原则性的小事不妨由他们去吧。

　　（6）相伴需求：72岁的姚奶奶的老伴前年因肝癌离世。孤零零的她慢慢觉得晚上睡不安稳，一躺下，脑子里就充满老伴的身影，求医无数也不见好。后来，在心理医生的询问下，她说出了真正的心病：既渴望有个精神伴侣，又担心被人议论，这一心理冲突加剧了失眠症状。有调查显示，我国有抑郁情绪的老年人占40%，主要因素是丧偶。《中国心理卫生》杂志刊载的一项调查显示，丧偶者有孤独感的比例为17.1%，高于在婚者的4.3%。单身老人独自生活，难免寂寞，即使子女在身边照顾，也非长久之计。中国人民大学统计表明，50%的老年人认为再婚的阻力来自传统观念的束缚，此外还有子女反对、财产分割等许多实际问题。对于那些丧偶或者单身的老人，儿女们就应该付出更多的关注，多去看望老人，帮助老人解决生活中的实际困难，同时也应该鼓励老人勇敢地追求自己晚年的幸福生活。

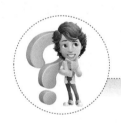

35. 老年丧偶带来什么影响？

　　在中国，老年人中绝大多数都是相濡以沫共同生活了几十年的老夫妻，共同的生活习惯、生活经历，把他们紧紧地联系在一起。老年丧偶，会对未亡人的生活带来很大的冲击，他们会产生强烈的不稳定感。这种消极心态包括以下三种类型。

　　（1）过度悲伤型：失去亲人后，悲伤是正常的心理反应。

但过度悲伤、长期悲伤，将悲伤作为一种稳定的心态持续一两个月，甚至更长的时间而不能自拔者，就成为一种病态心理了。例如，有对老夫妻感情甚笃，不幸的是，丈夫在一次外出中意外身亡。妻子毫无思想准备，听说后悲伤得晕了过去，醒后哭得死去活来。丈夫的丧事办完了，妻子却长期沉浸在悲伤中不能解脱。身体很快就垮下来了，不久也离开了人世。中医的"七情"学说认为，"悲伤肺"。老年人的机体功能本来就处于退化之中，老年人丧偶，过度悲伤可使老年人肺气郁闷，上焦不通。不但会降低老年人适应生活的能力，还会使人体的代谢功能减低，免疫功能削弱，促使人迅速衰老、疾病丛生，严重的会导致死亡。

（2）怀念恋旧型：老年夫妻共同回忆过去的美好岁月，是老年爱情生活的调味剂。老年人丧偶会使未亡人强烈地感到死亡在不可抗拒地逼近。一些缺乏健康生死观的老年人会感到无助、焦虑，缺乏生存的美好希望。这时，留恋、追忆过去就会成为精神生活的重要内容。有一对七十多岁的老夫妻，丈夫身体不好，内外都非常依赖妻子。不幸的是，妻子患病先他而去。常年在生活中养成的对妻子的依赖性，在妻子去世之后马上转化为强烈的无助感和孤独感。悲伤之后，他感到无所适从，不知如何安排自己的生活。他变得感情脆弱，回忆过去成了他主要的生活内容。当人看不到未来的希望时，死亡就会迅速逼近。因此，对过去的追忆和怀恋绝对不应成为自己勇敢生活的障碍。

（3）后悔自责型：时常可以听到一些丧偶之人自责地讲这类的话，例如，"都怨我，当时如果我能及时注意，他（她）就不会走得这么快了。"把亲人的死归结为自己的责任。不过有的人只是说说而已。但是，如果真的把自责与亲人的去世联系起来，使悲伤之情长期萦绕心头就成问题了。还有的人因为过去夫妻间的磕碰，一方去世后，另一方在悲伤之余产生了强烈的自责、罪恶感。因为无法补偿过去，就用这种持续的悲伤责备自己，以求得到良心上的安慰。心理学家建议，老年人丧偶后切勿过度悲伤，这样会影响自己的身心健康，也会使"老年人意识"更迅速地到来。为了尽快从悲伤中解脱出来，应当积极地调整自己的生活，做些大的变更来改变生活，重新振作自己，如旅游、改变居住环境、暂时与儿女同住、住到老年公寓、积极参加各种老年人社团的活动、发掘自己的兴趣和爱好等。怀念逝者并不妨碍寻找新的人生伴侣，如果有条件，可以重新组织家庭。

老年丧偶，可谓老年人的一大不幸，会对未亡人的生活带来很大的冲击。虽然人们都明白"老夫老妻不可能同日走"的道理，但是，当风雨同舟数十载的老伴撒手而去的时候，生者的悲痛之情依然难以自持，导致他们产生强烈的不稳定感。所以老年丧偶后除了自己要及时调整心态，家人也应该积极地关怀老人、帮助老人、开解老人，使他们理解"生老病死乃无法抗拒的自然规律"这个道理。用理智战胜感情，进行正确的心理调适，身心渐渐恢复常态，从而坚强面对现实，开始全新的生活。为了达到这一目的，丧偶老人在老伴过世后的当务之急，便是尽快地从悲痛的氛围中解脱出来，不妨通过各种方式尽情地宣泄一番。

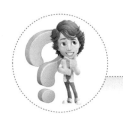

36. 你害怕死亡吗?

老年人面对死亡有两大表现,一种表现为毫无畏惧,嘴上总是念叨着"自己快死了""自己活不了几年"等话语;另一种则表现为害怕听到关于死亡的事,"死"或与"死"相关的各种字眼,似乎成了他们最大的忌讳。一旦有人触碰到了他们的忌讳就会大发脾气。这些都是老年人害怕死亡的表现,真正对死亡毫不畏惧的人在面对死亡时是十分坦然的,那么人为什么会害怕死亡呢?

首先,因为人们害怕未知的事物。从人类的进化来说,对于未知的事物保持恐惧,这并不是一个缺点,而是一种保护自己的手段。人死了,感知觉活动自然也就停止了,因此没有人知道死亡以后是怎么样的。对死亡的未知,也是人们会对死亡产生恐惧的原因之一。对老年人来说,死亡比年轻人要近得多,因此对于一无所知的"另一个世界"的恐惧,自然也比年轻人要多一些。

其次,老人们害怕死亡会让自己离开家人。死亡意味着和伴侣、子女的诀别,如果家庭关系和睦,对彼此都恋恋不舍,自然也会害怕死亡将他们分隔。所以对于老年人来说,死亡带来的孤寂感,也是让人恐惧死亡的原因。

再次,人的求生本能让人害怕死亡。人生存的意义之一就是,为了延续生命,于是有了许多求生的手段,如食物链、交配等都是人求生本能的表现。这种求生本能让人对疾病、疼痛、死亡产生了抗拒心理，就像人落水窒息产生的挣扎一样，死亡对生命来说是最大的威胁，因此人本身的求生本能使人恐惧死亡。

第四，很多人心有不甘使得他害怕死亡。正如一句小品的台词，"人最害怕的是什么，是人死了，钱没花完。"赚钱的目的就是为了更好地生存下去，而一旦生存的机会都被剥夺了，那么剩下的钱也就失去了意义。有些人害怕死亡的原因就是因为一些不甘愿的心理，怕自己死得不够有意义。

最后，生病疼痛让人害怕死亡。许多老年人都是生病后死亡的，生病已经让人十分痛苦，那么比生病更高一级的死亡相比就会更加痛苦。人的这种自己吓自己的心理以及生病、疼痛的体验会让人更加害怕死亡。这也是导致许多老年人害怕生病、害怕死亡的原因之一。有些老年人甚至会因此隐瞒自己生病的事情，讳疾忌医，不利于病情的恢复。

了解了人为什么害怕死亡，那么，如何帮助老年人正确地面对死亡呢？我们可以通过一些心理疏导的方法来开导老年人，让老年人学会坦然地面对死亡。

老人害怕死亡是一种正常现象，有一些老年人会因为听到认识的人死亡的消息，而更加害怕死亡，导致了心理压力的产生进而影响自己的身体健康。如何帮助老年人面对死亡呢？第一，是要帮助老年人认识从出生到死亡是一种自然规律，这一段旅程是不可以逆行的。不管你在这个社会上活得多好、社会地位多高、积累的财富多丰厚，只要时间到了，都会接受死神的召唤，没有人可以逃过死神的镰刀。当老年人真正认清这一自然规律，就可以帮他们释放内心对死亡的恐惧，同时可以给自己一些积极乐观的心理暗示，既然我们都不免一死，那么为何不在活着的时候快

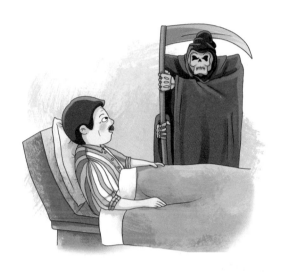

乐一些，让自己不要留下遗憾呢。第二，老年人恐惧死亡的心理是可以理解的。作为家属尤其是子女，应该多抽出时间来看看他们，减少他们的孤寂感，进而减轻老年人恐惧死亡的心理。许多老年人由于孤独寂寞，更加容易畏惧死亡，孤独寂寞会加重老年人对死亡的畏惧感，因此子女要尽量陪伴老人，常回家看望老人，或经常性地通电话和老人聊聊天。另外，老年人常常会有一些高血压、糖尿病、心脑血管疾病等，一些老年人一旦患有某种疾病，由于担心死亡，总是对疾病十分畏惧，甚至产生了讳疾忌医的心态，这更不利于老年人身体的康复。因此，这类老年人出现畏惧心理时，子女要及时开导，如果老年人恐惧死亡的心理比较严重，影响正常生活，则最好咨询专业的心理医生，请求心理医生的帮助。

第四章

老年运动与健康

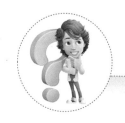

37. 老年人应该运动吗？

人们常说"生命在于运动"，但是在现实生活中，一些老年人觉得自己身体不太好，不敢运动；一些老年人觉得自己年轻的时候劳作了大半辈子，老了也该歇歇了，不去运动；一些老年人认为自己年纪大了，开始运动也太晚了。那么，老年人到底该不该运动？答案是肯定的，我们提倡老年人适当运动，因为老年人运动和年轻人运动一样，对健康有很多好处。

首先，运动可以强身健体。人体在运动锻炼时，血液循环加快，肌肉、骨骼不断强健，关节更加灵活，能增加骨质、防止骨密度下降。运动对身体多个系统的健康都有益处。长期坚持运动，可以提高抗病能力，减少心脑血管病的死亡率；减少心脏病、直肠癌、Ⅱ型糖尿病等疾病的发病风险；有助于预防和减少高血压、骨质疏松症、腰腿疼痛等的发生；有助于控制体重、降低胆固醇水平；还能预防老年痴呆。对脑梗死、腹腔手术、肩周炎等疾病患者，还可以通过运动刺激呆滞的神经，激活僵死的细胞，打通流动不畅的血脉，增进食欲，从而加速康复。

其次，运动让人显得年轻。运动不仅有助于更快入睡，还能帮助提高睡眠质量。运动能使皮肤更健康，因为运动促进了皮肤血液循环，增强了结缔组织的弹性，延缓皱纹的形成，推迟了容颜的衰老。运动能有效地促进雌雄激素的分泌，增加激素的利用率，使肾上腺、性腺更健康，更可以使性器官保持弹性和滑润。

坚持运动有利于防止和缓解便秘，促进毒素的排出。因此，有运动习惯的人显得更加年轻有活力。

第三，运动能让人保持健康的心理。运动能有效地释放被压抑的情感，能增强心理承受力，使心理保持平衡，使工作、生活更轻松，让人始终保持旺盛的精力。尤其是户外运动，老年人在户外晒晒太阳（盛夏避开烈日），到空气清新的地方散散步，打太极拳、做健身操、跳健身舞、广场舞、抖空竹等，既锻炼了身体，又能广交朋友，这样不知不觉地就能提升人的幸福感，使人开心快乐、增加健康指数。

总之，老年人通过适当锻炼可以达到以下目的：提高处理日常生活的能力；从疾病和压力中尽快恢复；改善身体肌肉力量和平衡力，避免摔倒；增加接触他人的机会；生活中获得更多的乐趣等。因此，适当运动对提高老年人的生活质量非常重要。只要没有患严重的心血管疾病或急性炎症等运动禁忌证，任何年龄开始锻炼都不算晚。值得注意的是，不恰当的运动也会产生一些风险，我们提倡老年人适当运动、科学运动，建议从不运动的老年人或者患有慢性病的老年人咨询医生制订因人而异、循序渐进的科学运动计划。

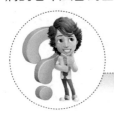

38. "有钱难买老来瘦"有道理吗？

自古以来，民间普遍流行着一句话"有钱难买老来瘦"，用这句话形容人到老年身体瘦一些是代表健康，是对健康的一种评价。它意味着老年人不能过胖，过胖不会长寿。那么，老年人身体瘦到底好不好呢？衡量胖与瘦的标志是体重。如果摄入的能量多于机体的需要，长此以往就会使体重增加而造成肥胖。老年人新陈代谢能力减慢，如果活动量减少，能量消耗减少，就容易发胖。肥胖常常诱发高血压、高脂血症、冠心病、糖尿病以及脑动脉硬化症等，给健康带来很大危害。因此，预防老年肥胖是保障身体健康的重要因素。从这个意义上讲，"有钱难买老来瘦"是对的。

但从另一方面讲，老年人由于牙齿脱落、胃肠消化功能减弱以及其他脏器衰老等，保证充足的营养使身体各器官组织能正常运行又显得格外重要。所以，过于消瘦对健康是不利的。如果刻意地追求"老来瘦"，可能会在无意之中给我们的身体健康带来一些不良影响：免疫力下降，经常感冒发烧等，这是冬天里很多瘦弱的老人经常出现的情况。体重适当的增加，不仅可以增强免疫能力，同时还可以减少骨折的发病率。老年人普遍缺钙，身体的灵敏度下降，如果不小心摔倒极易发生骨折。如果老年人身体不是很瘦，摔倒的时候有脂肪对骨骼的保护，骨折的可能性就会降低。另外，"老来瘦"也要注意可能是由于某些老年疾病引起的不正常的消瘦。最常见的引起老年人消瘦的疾病有：恶性肿瘤、老年结核病等慢性传染病，影响消化和吸收的胃肠道疾病，糖尿病，肾上腺皮质功能减退，甲状腺功能亢进（简称"甲亢"），药源性消瘦。

因此，步入老年以后，只要我们的身体健康，体重没有超出正常体重太多，完全没有必要刻意去减肥。

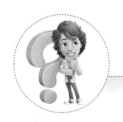

39. 老年人如何维持适当的体重？

老年人想要拥有更健康的生活，应该从饮食和运动两方面来实现，只有合理的饮食、适量的运动才能拥有健康的身体。知晓以下信息有助于帮助老年人维持健康体重。

各个年龄段人群都应该坚持天天运动、维持能量平衡、保持适当体重。体重过低和过高均易增加疾病的发生风险。应定期测量体重指数（BMI），维持健康体重。BMI（kg/m^2）= 体重（kg）/ 身高^2（m^2），对于中国成年人来说，如果 BMI 低于 18.5，为体重过低；如果 BMI 在 18.5 ~ 23.9 范围内，为体重正常；如果 BMI 在 24 ~ 27.9 范围内，为超重；如果 BMI 达到或超过 28，则为肥胖。

成人健康体重取决于能量摄入与能量消耗的平衡，长期摄入能量大于消耗能量，体重增加；长期消耗能量大于摄入能量，体重减轻。通过合理饮食与科学运动即可保持健康体重。能量摄入适量，食物多样化，鼓励摄入以复合碳水化合物、优质蛋白质为基础的低能量、低脂肪、低糖、低盐并富含微量元素和维生素的膳食。坚持规律饮食，切忌暴饮暴食。

按照"动则有益、贵在坚持、多动更好、适度量力"的原则，选择适合自己的运动方式。推荐每周应至少进行 5 天中等强度的身体活动，累计 150 分钟以上；坚持日常身体活动，平均每天主动走路 6 000 步；尽量减少久坐时间，每小时起来动一动，记住"动则有益"。

　　超重肥胖者制订的减重目标不宜过高，减重速度控制在每周降低体重 0.5 ~ 1 千克，使体重逐渐降低至目标水平。减少能量摄入应以减少脂肪为主，每天膳食中的能量比原来减少约 1/3。运动时间应比一般健身长，每天应累计活动 30 ~ 60 分钟以上，每次活动时间最好不少于 10 分钟。建议做好饮食、身体活动和体重变化的记录，以利于长期坚持。提倡安全减重，运动时做好保护措施，避免受伤，充足和良好的睡眠也有助于减重。

　　老年人运动要量力而行，选择适宜的活动。老年人不必过分强调减重，建议每周至少进行 3 次平衡能力锻炼和预防跌倒能力的活动，适量进行增加肌肉训练，预防少肌症。

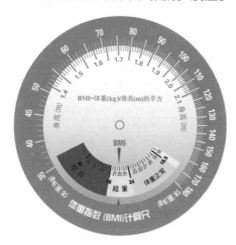

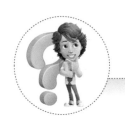

40. 运动处方，让老人们动起来！

运动处方是采用处方的形式，根据老年人身体健康状况而制订的一种科学的、定量化的体育锻炼计划。运动处方的主要内容一般包括运动方式、运动强度、每次运动持续的时间和运动频率。由于老年人身体生理机能较弱，或同时患有某些老年性疾病，在健身时对运动时间、强度、频率、方式的正确把握十分重要，科学的运动才能真正有利于健康。下面的运动处方，希望能帮助老人们动起来！

运动时间。初次进行运动的老年人，开始运动的时间应较短，从低而有效的限度开始，缓慢而有规律地进行，且应有 6 周左右的适应阶段，以确保安全、有效。以健身为目的的老年人，最好安排中等强度的运动，每次 20 ~ 30 分钟，每周 3 ~ 4 次。一般老年人应选择运动强度小而持续时间长的锻炼方法。但由于每位老年人身体机能减弱程度不等、身体素质不同，每次运动时间要根据自身体质特征和耐受程度来定，最好以主观运动强度来决定运动时间，以"稍感费力"为度，每周 3 次，20 ~ 60 分钟 / 次为佳。对于身体素质差者进行间歇性运动，少量多次。注意运动开始要有准备活动，运动结束要有放松活动。

运动频率。运动频率是指每周锻炼的次数，锻炼次数的多少决定锻炼的效果。研究认为，每周 2 次的锻炼可以保持机体的现有功能储备，而每周 3 ~ 4 次的锻炼才能提高机体的功能储备。对以健身为目的的老年人，最好安排中等强度的运动，每次持续 20 ~ 30 分钟，每周 3 ~ 4 次。每天都能坚持一定量的运动锻炼，对身体健康最佳。

运动强度。过高的运动强度会损害健康，太小的运动强度达不到健身的效果，所以在健身运动中准确控制运动的强度非常重要。确定运动强度的简易方法是用心率（或脉率）来控制运动强度。老年人最适合的运动强度一般用最高心率的 60% 来表示。简便的计算方法是：180（或 170）减去年龄，或比安静时心率增加 50% ~ 60% 为宜，通常适宜心率为 110 ~ 130 次 / 分钟，主观运动强度"稍感费力"，每周 3 次，20 ~ 60 分钟 / 次为佳。例如，如果采用慢走，开始时的走速要慢，每分钟 60 ~ 90 步（每步 70 ~ 80 厘米），或每小时 2.5 ~ 4 千米。以后逐渐增加步数和速度，最高可达到每分钟 120 ~ 140 步，或每小时 5.6 ~ 6.4 千米。

运动方式。运动方式即运动项目，以有氧运动和各人兴趣为主，如步行、慢跑、太极拳、五禽戏、门球、老年健身操、气功、瑜伽、高尔夫球、游泳等。这些运动对治疗高血压、缺血性心脑疾病、糖尿病、冠心病、高脂血症、老年慢性气管炎和哮喘等老年常见病均有疗效。一些年老体弱患者及因创伤后肌肉无力或不全、肌肉麻痹的老年人适合做助动运动，即由治疗师或辅助者在患者自身主动协助的情况下，帮助活动他们的肢体。

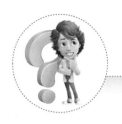

41. 老年人运动应该 "闻鸡起舞" 吗？

有些老年人习惯"闻鸡起舞"，早早就起床出去锻炼。话说"一天之计在于晨"，但是早晨运动真的好吗？老年人到底选择一天中的什么时间段运动比较合适？

首先，老年人不宜在早晨运动：现在我国大多数老年人在参加体育锻炼时都把时间安排在早晨，但是早晨对老年人来说并不是最适宜参加体育锻炼的时间。因为早晨空腹运动容易导致低血糖，糖尿病者尤应注意；早上空腹运动时以脂肪供能为主，产生的某些代谢产物脂肪酸对心肌有影响，对心脏病者影响会更大；早晨6：00—8：00人体各项机能均处在较低水平，此时进行体育锻炼难以到达理想效果，且容易受伤。经过整晚的睡眠，人基本没有进水，血液黏度相对较高，影响血流速度，运动时供血相对困难，对血液黏度已相对较高的老年人更是如此，另外高血压患者，脑溢血的发病率是早上多而白天少。早上空气是二氧化碳浓度高而氧气少，尤其是密集的树林里更是如此，另外也因为缺少阳光中紫外线的杀菌作用，所以经过整晚聚集的早上空气含有害成分较白天多。所以老年人在进行体育活动时最好不在早晨进行，最适宜时间是9：00—10：00或16：00—18：00。

其次，老年人在运动时间的选择上还应注意以下几个问题：

秋冬季节在大雾天不宜外出活动，因雾气中含有很多有毒物质，对身体极为不利。餐后不宜马上运动，以免影响消化功能。运动最好选在餐后 30 ~ 45 分钟后进行。睡前 1 ~ 2 小时不宜做强度过大的运动，否则会因神经系统过度兴奋而导致失眠。酒后和饥饿时不宜运动，想减肥可选在晚上运动。

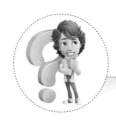

42. 推荐几种适合老年人的运动

适合老年人锻炼的运动项目很多，可根据年龄、性别、体质状况、锻炼基础、兴趣爱好及周围环境条件等因素，选择适宜的锻炼项目。下面推荐几种简单易学、老年人比较适用的锻炼项目。

（1）步行

步行没有复杂的运动技术，可被所有人掌握和接受，运动强度随意可控，几乎任何人都能从中获得益处。因此，步行是老年人锻炼最流行、最普遍、最简单、最安全的健身运动方式。

步行时，应采取正确的走路姿势：

走路时，平视正前方，缩下巴，收小腹。要微挺胸、略收腹，肩膀不要出力，胳膊稍微弯曲，手掌轻轻握拳，流畅地摇摆。从腰里出力来移动脚步，轻快地迈开大步走。脚后跟着地，用脚尖踢出去。身子挺直，以高的姿势轻松愉快地行走。姿势不好会增加关节及肌肉的负担。

步行宜选择空气清新、道路平坦的地方，而不要在烟尘多、噪声大的地方。可以固定在一个地点，也可以选择几个地点，今天去鸟语花香的公园，明天到湖畔、江边，意在使心境舒畅，让四肢舒缓、协调地摆动，全身关节筋骨得到适度的活动。

（2）慢跑

慢跑是许多老年人喜爱的活动，因为这种锻炼方法简单易行，长期坚持对增进健康、改善体质很有效果。适度跑步的关键有两个方面。其一，健身跑的技巧很重要，跑时上身正直稍前倾，身体不要左右摇晃，两臂前后自然摆动，顺着身体的惯性，自然地推动身体前进。其二，健身跑应是慢跑，慢速度放松跑。中老年人跑步的最佳心率可在每分钟 80 ～ 100 次，跑步的时间每次 20 ～ 30 分钟为宜，每周跑步 3 ～ 5 次为适度，不要天天跑。

（3）太极拳

太极拳有"老人健身宝"之誉，是很适合老年人生理特点且安全而有效的锻炼项目，尤其对体质弱及有慢性病的老人更为适宜。太极拳虽动作舒缓柔和，但实为静中有动、柔中带刚、迟缓中含着爆发、灵活中藏着力量，可大大强化老年人双腿的平衡能力与自稳力。打太极拳不仅可提醒老年人要加强行动上的自我保护，而且在强化了腿力之后，即使真摔倒了，也不致发生严重的伤害。

（4）门球

门球是一项没有身体接触、对抗，注重个人竞技发挥，融艺术、趣味、观赏性为一体的休闲运动项目，它可以起到防病、保健、康复作用，颇受我国中老年人的喜爱。打门球的基本活动是瞄准、击球、拾球和到位。在活动中伴随着快步走或慢跑，可以使全身的运动器官都得到锻炼。另外对体质强弱没有要求，挥杆击球强度小，节奏从容，不会过度疲劳，既安全又适度。老年人在参加门球活动前，应把臂、腿、腰以及相应的关节充分活动开；最好穿防滑鞋，冬季冰雪天参加户外门球活动更应小心。

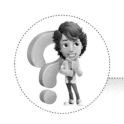

43. 跳广场舞给大爷、大妈们带来哪些利与弊？

提起广场舞，大爷大妈们应该都不陌生，尤其是大妈们。这几年，很多地方，大大小小的广场，茶余饭后都能见到广场舞大妈的靓丽身影，社会上关于广场舞的新闻和争议也层出不穷。那么，跳广场舞究竟给大妈们带来哪些利与弊？

我们先来说说广场舞的好处。

跳舞是以腰部扭动为核心，带动上下肢及全身肌肉、关节有规律地运动，可使身体各部分都得到锻炼，增加身体的灵活性和柔韧性。在翩翩起舞的过程中，人的注意力必然都集中在欣赏优雅的舞曲音乐，并沿着节奏将内心情感抒发在舞姿上，由于注意力的转移，就能使身体其他部分的机能得到调整和充分休息，从而达到最佳的心理状态。通过跳舞可以不断刺激大脑神经，从而减缓老年人记忆力的衰退。经常参加广场舞练习是一项很好的形体训练，提高人体的协调能力，强健身体各个部位的肌肉群，以及增加骨骼的骨密度，具有十分积极的健美作用，并可以达到减肥的目的。

既然广场舞具有健体、健心、健脑、健美、降脂等诸多好处，那还有哪些不好的地方呢？

首先，跳广场舞如果不注意，会产生一些健康问题。有些人为了跳广场舞，连早饭都不吃空腹跳舞，这可能导致低血糖的发生。还有些人，晚上跳到很晚才回家睡觉，这样会扰乱正常的生物钟，影响睡眠。有些人以为，跳广场舞要跳得大汗淋淋才能起到健身作用，其实跳舞之后大汗淋漓，不仅容易引起感冒，还会使血容量减少，血液变得黏稠，有诱发心脑血管疾病的风险。建议大家最好饭后 1 小时再去跳舞，每次不要超过 1 小时，在跳舞过程中，以能维持正常交谈、微微出汗为宜，并且跳舞时，最好穿软底的防滑鞋和舒适的服装。其次，广场舞最让人头疼的应该是扰民问题了。广场舞大妈耳边优美的音乐成为周围居民不堪其扰的噪声，影响到其他人的休息。针对广场舞扰民问题，地方文化管理部门可从场地、时长、时段、音量等方面对广场文化活动进行限制。

总之，广场舞虽然有利有弊，但是只要能规避这些弊端，广场舞还是一种非常值得提倡、有益身心的运动形式。国家体育总局已经在全国推出适合不同人群、编排科学合理、群众简单易学的 12 套广场健身操舞优秀作品，并对其进行推广和培训。其中，传唱于大街小巷的《小苹果》《最炫民族风》等都榜上有名。大爷大妈们，跳起来吧！

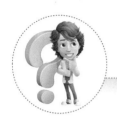

44. 运动起来的老年人，你会遇到什么样的风险？

　　老年人参加任何体育活动都存在风险，有些风险事先可以预料，有些无法预料，体育活动中发生的任何风险，都会对老年人产生影响。只要对风险进行仔细的识别、评估，事先有充足的应对方法，就可避免风险。

　　首先，老年人参加体育活动面临环境风险，例如中暑、昏厥等现象在夏季体育活动中时有发生。游泳时，发生溺水事件引起休克等；下雪后，雪未融化前去锻炼，容易发生骨折，或发生冻伤；在雨中锻炼后，容易发烧、感冒；本身有病的老年人在污染的空气中进行锻炼，很可能导致呼吸困难，甚至造成生命危险。其次，面临安全风险。在体育活动中，偶尔会发生器材脱手或断裂致人受伤的事件。体育锻炼时擦破皮、扭伤脚、拉伤腿是难免的。游泳时，发生溺水、猝死事件的概率虽然很小，但是一旦发生，损失将非常惨重。第三，参加体育活动难免会发生丢东西事件，如钥匙、钱包、衣物等丢失事件。另外，由于参加体育活动，不可避免地造成照顾家庭的时间减少，难免会引起家庭矛盾。

　　在对老年人体育活动过程中的风险进行了识别和评估之后，最重要的就是如何有效地控制这些风险。开始锻炼时应循序渐进，量力而行。锻炼前应做好热身运动。跑步应选择安全平坦的道路和适宜的鞋。运动时要注意心率变化,确保安全。剧烈运动后不要立刻停止活动,应逐渐放松,不宜一次性补水太多。肌肉力量锻炼避免阻力负荷过重,应隔日进行。患有骨关节病、骨质疏松、高血压、糖尿病、冠心病等患者,应在医生和专业人士指导下进行运动评估,制订科学的运动计划。有心脏病的人,注意控制练习强度和时间,最好带上速效救心丸。有糖尿病的人,应随身携带糖丸。为应对运动过程中发生休克、晕倒等事件,慢性病患者可随身携带应急联系卡,写明处置方式,提供紧急联系人电话。如果参加体育赛事活动事先要买好保险,一旦出现问题,损失可由保险公司承担。对于有些由于场地器材、球场暴力引发的事件,可寻求法律援助。

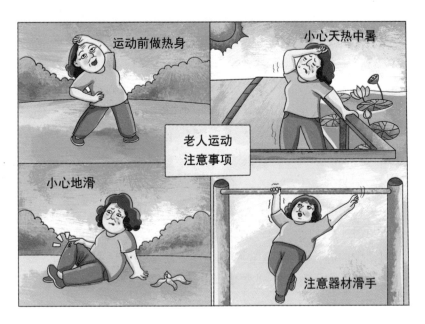

　　了解了以上运动风险和注意事项，我们便可以开始实施改善身体的运动计划了，坚持不懈，你会从运动中获得意想不到的回报和超值的健康收益！

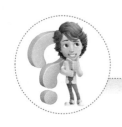

45. 老年人如何防跌、防撞、防骨折？

　　我们常常会听到街坊邻居议论，小区的某某大爷或大妈在卫生间滑倒一次就骨折了，从此卧床不起；某某老人在晨练时一不留神摔倒了就再也没能出现在晨练场所了。老年人往往因为跌倒而严重影响生活质量。据统计，美国每13秒钟就会有一位老年人因为跌倒受伤而被送往急诊室，使得跌倒成为美国老年人意外死亡的最主要原因。然而，这些事故中的大多数是可以预防的。这里郑重提醒老年朋友，一定要防跌、防撞、防骨折。

　　老年人应该加强大脑训练如认知训练，防止大脑萎缩，多参加社会活动，勤读书、看报，参加老年大学学习新的技能。

　　老年人还要加强肌肉功能训练，因为肌肉无力就容易摔倒。如多打太极拳，参加交谊舞、木兰拳等活动，可以大大增强平衡能力和协调能力。老年人还要预防骨质疏松，以免摔倒后引起骨折。日常饮食中应当注意摄入充足的蛋白质，摄入含钙高的食物，如牛奶、奶制品、虾皮、虾米、鱼（特别是海鱼）、动物骨、芝麻酱、豆类及其制品、蛋类及某些蔬菜等，多晒太阳刺激机体产生维生素 D。

　　清晨起床时是发生脑血管意外的高峰。建议老年人清晨醒来后千万别急着起床，应该先平躺半分钟，再坐起上半身半分钟，接着双下肢靠床沿垂地半分钟，然后再站起来。这三个半分钟对丁防止体位性低血压和老人清晨摔倒很有帮助。

　　老人还要尽量少在天黑以后出门。如果一定要出门，也要注意行路安全，防止被小沟、台阶、障碍物绊倒。最好随身带手杖，并随身携带联系卡，写上名字、相关病史，如心脏病、高血压、糖尿病、联系电话等资料。万一发生摔倒意外，旁人可以及时帮助老人联系到家人。

　　老年人的居家环境布置要注意安全、防跌倒。例如，在所有楼梯上都安装扶手和照明灯，在淋浴间内外和厕所附近安装扶手杆，在浴缸附近和淋浴间的地面使用防滑垫。避免使用踏凳或梯子去取高架子上的物品，延长各种绳状开关的长度，使它很容易被够到，在室内外行走都要穿鞋，避免赤脚或穿拖鞋。

　　老年人如果服用药物，还应当找医生确认这些药物的副作用是否会引起头晕和困倦。建议老年人每年到眼科做视力检查，以降低跌倒风险。

第五章

老年疾病及常见健康问题

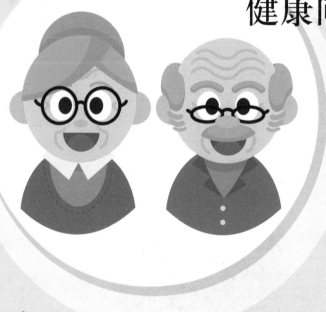

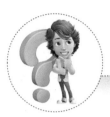

46. 老年慢性病的根源是什么？

　　随着对自身健康的关注，老年人对高血压、高血脂、高血糖（糖尿病）、冠心病和脑卒中有了初步的认识。老年人自己或同事、邻居在体检或医院检查时会看到上面的诊断，相互之间也会进行讨论，"那个谁尿糖了（糖尿病）""这个谁栓住，半身不遂了（脑卒中）"。这些看似一个个单独的疾病，内在有很强的关联。简单地说，冠心病和脑卒中是"最终事件"，而高血压、高血脂和高血糖是"中间过程"，那什么是这些疾病的本源呢？

　　上述这些疾病和很多因素有关系，包括遗传和机体免疫因素，这些因素我们不可控制，暂且不去管它。这些疾病还与多种环境和行为因素有关，世界卫生组织调查显示，慢性病发病原因的60%取决于个人的生活方式，所以也有专家把这些疾病称为"生活方式病"。不良的生活习惯在其中的作用举足轻重，包括嗜盐（咸）、缺乏运动、嗜烟酒等，所以要养成良好的生活方式。什么是良好的生活方式呢？有专家总结了16字秘诀："合理膳食、适量运动、戒烟限酒、心理平衡"。

（1）改变不良饮食习惯，合理调整饮食结构，控制蛋白质、脂肪、糖分的摄入。这里的合理膳食结构不是说只吃素食，不吃肉、蛋类食品，而是均衡营养。

（2）要增加活动量。运动能提高内分泌系统功能，增加机体的抗病能力，抑制肥胖，减轻体重，改善脂肪代谢，促进葡萄糖的氧化。

（3）要保持精神愉快、心情舒畅，遇到不顺心的事要冷静对待、妥善处置，切忌情绪急躁、烦恼不安。

（4）要定期检查身体，进行血压、血脂、血糖的检测，因为早期发现并采取预防措施，可以避免这些异常对身体的损害，这方面后面会说到。现在很多社区卫生服务中心都开展慢性病的社区防治，这是针对慢性病根源的举措，可以积极参与、建立自己的健康档案，及时参与定期体检和健康宣教活动。正规的社区防治有政府经费支持，不会收取一分钱，当然可能会有服药的建议，但您也可以选择在社区开药还是到医院开药，不会强迫（只要收钱或者推销东西，肯定不是正规的，如果正规的还要收钱，直接拨打12320或者12345热线投诉）。

还有人说了，你说的这些都不准确，我身边的某某人天天吃肉不运动，还天天操心劳神，也很健康，而某某人总是特别注意保健，但还是高血压和糖尿病。这和每个人的体质不一样有关，"拼爹"在慢性病中体现得更淋漓尽致。不过这些遗传因素也只决定了四成，剩下的六成还是和生活方式有关。慢性病就是"生活方式病"。

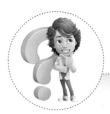

47. "三高"可以不治疗么？可以治愈么？

老年人往往划分为两个极端，一个是对高血压、高血脂和高血糖（三高）漠不关心，"反正也没什么不舒服，高就高呗"，这种一般以中老年男性为主；另外一种就是特别关注，妄图寻找方法治愈，听信各种传言，参与各种所谓"免费体验"。这两个极端都不可取。

"三高"是健康的"无形杀手"，对身体的危害是日积月累的结果，犹如水滴石穿、绳锯木断。

高血压：有些人血压高了，会有轻微的头痛或眩晕，有些人则毫无知觉，在做调查时，总有血压超过 200mmHg 的人满不在乎。高血压时间长了，对血管有损害，形成动脉粥样硬化和动脉瘤，动脉瘤如果发生在大动脉，一旦破裂，会有生命危险；高血压时间长了对心脏有损害，导致高血压性心脏病，最终可能导致心衰、心律失常；高血压时间长了，对肾脏也有损害，使肾萎缩，导致肾功能衰竭。

高血脂：或者叫高脂血症。首先需要说明的是，脂肪是个好东西，也是人体必需的，所以没有必要对肉类和油脂"谈虎色变"。但高脂血症（高甘油三酯和高胆固醇，或者两者皆有）对人体的破坏力是惊人的，并且它对人体的影响也是在不知不觉的情况下造成的。高血脂是形成动脉粥样硬化的"元凶"，过多的脂肪在血管壁上沉积，逐渐形成小斑块，本来平滑的血管壁就会变得粗糙、隆起，血管腔变小，血流就会受阻，严重时血流会被中断。就会造成冠心病和脑卒中。

高血糖：葡萄糖是给人体提供能量的，但如果血糖高了，是有"毒性"的。糖尿病一般也不会有什么不适，但时间长了，可能得糖尿病眼病，病在视网膜，可以失明；可能导致肾病、神经病变，还可能有糖尿病足等皮肤病变。

说到这，有些人可能害怕了，"我有三高很多年了，没怎么控制，岂不是没救了"。这个不用过于担心，所谓"亡羊补牢，犹未为晚"。这些损害有些可以逆转，有些虽然不能逆转，但只有到了一定程度才会表现出人体的不适。只要我们尽快把血压、血糖和血脂控制在正常范围内，或接近正常的范围内，就可以阻止或者减缓这些损害的发生。所以对"三高"要重视，不能忽略"三高"的控制，做到防微杜渐。有些老年人可能已经检查出了冠心病或者脑卒中，但破罐子破摔，这样也极为不可取，这时候还是要在力所能及的范围内保持健康的生活方式，防止出现更严重的病症。

还有一种情况，这种情况也不少，甚至更多见。老年人特别在意自己的身体，去医院，医生会告诉你，坚持运动，合理膳食，

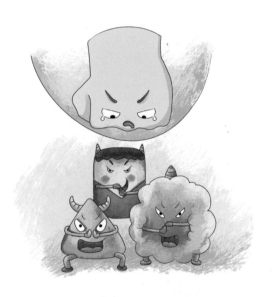

严重的要长期吃药，反正不会给你一个一劳永逸的解决办法。为什么？因为这些慢性病从来没有治愈的办法，这个是医学界公认的，例如，想要控制高血压，就是要长期规律服药，直到生命的终结。糖尿病也是如此，只是药量和药物会因为病情严重程度不同而有所差异。

真相很残酷，但有些老年人不死心，像秦始皇寻找不老仙方一样去寻找治愈这些疾病的方法。于是骗子们应声而来，他们打着各式各样的旗号，治疗方法有保健品（多数就是食品，做成药剂的形式）、保健仪器等，还有冒充正规医生的。在这些骗子口中，他们的药品或者仪器包治百病，无所不能。很多老年人中招，损失钱财，这还是小事，有些老年人听信这些"鬼话"，放弃了正规的预防措施，中途停药，导致疾病恶化，甚至出现脑卒中或者心肌梗死，造成不可挽回的损失。

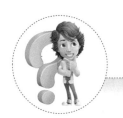

48. 不同慢性病的预防原则
有何异同？

"合理膳食、适量运动、戒烟限酒、心理平衡"几乎适用于所有慢性病，包括冠心病和脑卒中这些所谓的"终点事件"。但不同疾病也有侧重。

高血压预防措施中，特别重要的一点是盐的摄入要少。普通的食盐中，钠的含量很高，与高血压相关的也主要是钠。研究已经证实，盐的摄入与高血压成正比，同时高盐饮食可加重心脏、肾脏的负荷，是心脑血管疾病的祸根。低盐饮食是高血压患者的基础治疗方法之一，高血压早期或轻度高血压，单纯限盐就可能使血压恢复正常。严重高血压患者，限制食盐也可以减少降压药的用量。世界卫生组织建议每人每天摄盐量应小于6克，这是所有盐量，包括了味精、酱油、火腿、午餐肉等食品及腌制品。而我国每人每天摄入的盐在20克左右，远远超出了建议标

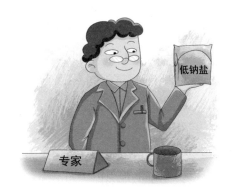

准。作为一个高血压的患者，食盐的摄入量必须要加以限制。有些老年人对盐很有"好感"，总是说"我年轻的时候出大力干活，吃盐少了肌肉痉挛，都得喝盐水"。诚然这是不错，但老年人多数体力活动已经很少，在这种情况下，即使不食用食盐和高盐食品，人体从一般食品中摄取的盐分也是足够身体使用的。

高血糖或糖尿病患者，要记住糖尿病控制和治疗中的"五驾马车"，包括糖尿病防控知识的掌握、心理改善、药物改善、饮食改善、运动改善和血糖监测。坐上这样的"马车"，就可以长期控制血糖稳定，最终达到延长寿命、提高生活质量、享受健康人生的目标。这里重点提示的是血糖监测的重要性，特别是较严重的糖尿病患者，一定要学会自己测量血糖，并能根据血糖变动情况微量调药（血糖变动幅度特别大，建议咨询医生调整治疗）。前面说过，糖尿病也是终身疾病，它对身体的损害就是通过高血糖造成的，掌握自身血糖状况并控制它，糖尿病对身体就不再有危害，这就是健康的生活。

高脂血症的预防中，有些老年人采取以素食为主或"三不吃"（肉不吃、蛋不吃、鱼不吃）的片面做法；记住一句话，脂肪对人体其实是个好东西，是人体必需的。如果你查体发现自己还没有高脂血症，体重也维持在正常水平不变，那维持现有的饮食习惯和运动是不错的选择，不必刻意去减少某种食品的摄入。此外，饮食控制血脂应根据不同高脂血症的类型而异。单纯高甘油三酯血症是能量摄入过多而消耗过少，需要减少总体热量的摄入，不但要限制肉类等脂肪的摄入，还要减少淀粉类食物的摄入，同时增加运动量，增加能量消耗。高胆固醇血症或者甘油三酯胆固醇同时升高，目前的观点也认为不需要单独控制胆固醇的摄入限制，而是要降低脂肪，特别是饱和脂肪的摄入。

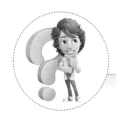

49. 老年人糖尿病**有啥症状？**

老年人由于机体代谢的生理特点，各个器官的应答及代偿机制受到不同程度的病理和生理的改变，导致对各种疾病的体验不敏感，常常缺乏典型症状。老年糖尿病患者中喝得多、尿得多、吃得多和体重减轻这"三多一少"症状的仅占 40.7%，约半数以上没有以上典型表现。老年糖尿病人常见的早期症状包括：①肩关节疼痛：一些早期老年糖尿病的症状有肩周关节疼痛伴中、重度关节活动受限。②肌病：早期老年糖尿病的症状包括不对称的肌无力、疼痛和骨盆肌、下腹肌萎缩。严重的肌萎缩常误诊为甲状腺功能亢进或恶性肿瘤。③精神心理异常：早期老年糖尿病的症状表现为精神萎靡、抑郁、焦虑、悲观和记忆力减退。④神经病性恶病质：是老年人糖尿病常见的一种特殊并发症，表现为抑郁、体重明显下降、周围神经病变伴剧痛，可在持续 1 ~ 2 年后自然缓解。⑤足部皮肤大疱：为糖尿病较特有的表现。

糖尿病是一个长期存在的慢性病，一旦诊断明确，它将伴随人的一生。糖尿病的治疗，不仅仅是降低血糖。如何控制和驾驭糖尿病这个"恶魔"，需要技巧和方法。糖尿病的治疗需要糖尿病人和医生之间长期的紧密配合，病人要做到的自我管理包括：日常生活自我管理、糖尿病病情监测、糖尿病并发症的自我监护，以及心理状态的自我调节。关于糖尿病的自我教育和管理相关的知识，有条件的老年人可以自行阅读一些书籍或查询糖尿病信息网站来自我学习（如由诺和诺德公司支持的第一个中文糖尿病专业信息网 www.diabetes.com.cn）。

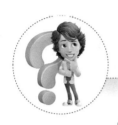

50. 老年糖友别只盯着血糖指标

在临床中发现，不少糖尿病患者非常关注自己的血糖水平，经常餐后测血糖，看看血糖有没有达标，却不太关注自己的营养状况。特别是一些老年人，认为主食中碳水化合物含量高，就尽量少吃或不吃主食；有些老年人认为吃粗粮有利于控制血糖，就顿顿吃粗粮；有些老年人担心血糖高，诊断为糖尿病后，再也不吃水果；有些老年人很容易听信某种食物吃了降血糖，就一直猛吃，日常饮食很单调；有些老年人诊断为糖尿病肾病后，富含蛋白质的肉、蛋、奶、大豆制品就很少吃或几乎不吃了；有些老年人非常迷信保健品，日常饮食却很简单等。凡此种种，导致老年糖尿病患者出现营养不良、低体重、低蛋白血症、营养不良性贫血、骨质疏松、肌肉衰减症等症状。

糖尿病医学营养治疗原则是：控制好每日总能量的摄入、进餐定时定量、食物种类多样化、每餐均为混合膳食，以保证总的血糖指数较低等。但还要遵循平衡膳食原则，特别是老年人，若采取不科学的饮食控制方法，势必会出现雪上加霜的状况。患有糖尿病的老年患者应定期测量体重，要尽量将体重维持在理想水平，胖的要减重，瘦的要增重；糖尿病要控制日常饮食，但控制饮食并不是吃得越少越好，每日主食最低不应少于3两（食物原料重量），提倡粗细粮搭配，但粗粮占到主食的1/3或1/4即可；血糖控制良好的患者可以在两餐中间吃些水果，一般3~4两（150～200克）；不要听信吃某种食物就可以降血糖，食物要坚持多样化；有糖尿病肾病的老年患者，日常饮食不能缺少肉、蛋、奶等富含优质蛋白质的食物，主食可以部分采用麦淀粉，以实现优质低蛋白饮食的要求；不要迷信保健品，正规保健品是有功效成分，但是有适用人群的，绝不允许宣传治疗疾病。当然，每位老年糖尿病患者的具体进食量及食物选择，最好能找专科医师协商制订，门诊患者可挂临床营养科专科门诊，住院患者可请所在科室主管医师开具会诊单，请临床营养科医师会诊。

　　老年糖尿病患者饮食管理要注意什么呢？①维持一定的体重和肌肉量：除非过度肥胖者，否则不建议饮食减重。②兼顾饮食结构：保证总热量和蛋白质摄入，兼顾饮食结构。③不拒美食，重在选择：理论上，糖尿病患者任何食物都可以吃，建议选择富含膳食纤维、低升糖指数的食物，少食多餐，水果可在两餐中间或睡前吃。④多管齐下，联合饮食不是控制血糖的唯一手段，还应联合运动、药物、自我监测、患者教育等"马车"。

　　总之，老年糖尿病患者不要只盯着血糖是否达标，还要关注全身整体营养状况。只有这样，才能更好地控制疾病，提升整体生活质量。呼吁所有的老年糖尿病朋友们，"管住嘴"并不是封住口，单纯饥饿疗法早已过时了。对自己好一点，降糖不应减营养，让糖尿病管理的"五驾马车"并驾齐驱，与糖尿病为伴的老年生活，同样可以有滋有味。

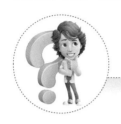

51. 如何及时发现脑卒中？

脑卒中有可能突然出现，不给人留任何余地，但多数情况下还是有先兆可循的。脑卒中如果能在第一时间积极治疗，如缺血性脑卒中及时溶栓、出血性脑卒中及时介入或手术治疗，都有不错的治疗效果。现实情况是很多病例发病几天后才就诊，失去了早期救治的机会。

脑卒中，不论出血性和还是缺血性的，典型症状都是头痛和呕吐，典型的呕吐是喷射性的。但很多疾病可以导致头痛和呕吐，所以脑卒中不容易在早期发现。可以通过"FAST"判断法：F即 face（脸），要求患者笑一下，看看患者嘴歪不歪，脑卒中患者的脸部会出现不对称，也无法正常露出微笑；A即 arm（胳膊），要求患者举起双手，看患者是否有肢体麻木无力现象；S即 speech（言语），请患者重复说一句话，看是否言语表达困难或者口齿不清；T即 Time（时间），明确记下发病时间，立即送医。

此外还有短暂性脑缺血发作（小卒中，TIA），小卒中发病突然，多在体位改变、活动过度、颈部突然转动或屈伸等情况下发病，发病无先兆。小卒中是局灶性缺血所致的、不伴急性梗死的短暂性神经功能障碍。大多数患者的临床症状发作持续数分钟，在 1 小时内可以完全缓解，小卒中是卒中的重要先兆！更是卒中预防的最佳时机。有研究证实小卒中后 48 小时内发生脑卒中风险最高，应该快速诊断、尽早启动抗血小板治疗。

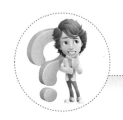

52. 如何及时发现心肌梗死？

急性心肌梗死是最危重的心脏急症，是导致中老年人心脏猝死的主要原因之一。急性心梗的表现形式多样，有些发作前没有任何前驱症状，有些以头疼、牙痛或者腹痛就诊；如果冠心病患者出现了上述症状，并且没有明确原因，要及时咨询急诊或心内科医生。

冠心病患者的疼痛发作大都持续 2 ～ 3 分钟，最长一般不超过半小时。情绪激动诱发者，随着心平气和之后可以消退；体力活动诱发心绞痛者，在运动停止后常在短时间内缓解。硝酸甘油舌下含化通常可在 3 分钟内，使心绞痛发作停止。如果心绞痛长时间不缓解，应怀疑心肌梗死。

多数患者在心肌梗死发作前 1 ～ 2 天内，心绞痛发作会比以前次数增多，服用硝酸甘油片效果不明显，这也是个很好的提示，需要及时咨询医生。

典型心梗发作时，患者自觉胸骨下或心前区剧烈而持久的疼痛，或心前区闷胀不适，疼痛有时向手臂或颈部放射，同时伴有面色苍白、心慌、气促和出冷汗等症状。

　　一般而言，持续的胸痛可能提示突发急性心梗，也可能为肺栓塞、夹层动脉瘤等，患者自己、家属以及周围的人丝毫不可犹疑，应赶紧拨打"120"急救，不要错过最佳抢救时机。

　　冠状动脉阻塞后，心肌在大约30分钟开始坏死，6~8小时完全坏死，在这期间越早打开阻塞的血管，存活的心肌就越多，所以有心肌梗死急救的"黄金1小时"的说法。在等待医生救援的时候，有可能的话，可以咨询身边有医学知识的人（村医或者其他医务人员），不要让病人做过多的活动，平息病人激动的情绪，嘱咐病人深呼吸，如果有硝酸甘油可以让病人舌下含化，5分钟后可重复，其他类似药物也可应用。如果手边有氧气，可以让病人吸氧。

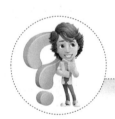

53. 如何进行心梗和中风病人的个人和家庭急救？

　　心脑血管病事件发生突然，发展快，病情重，病人常会身不能动，口不能言，甚至有濒死感。这时候要求病人镇静属于强人所难，但病人自己的一些措施也会让疾病的损害降低。家庭成员更不应慌乱，尽快拨打"120"，等待急救。

　　从患者自身角度，一旦发现自己可能出现了心绞痛、心梗或者中风症状，不要急于寻求帮助而暴走或者大声呼喊，增加耗氧量，会加重病变的程度。应该立刻停止任何重体力活动，就地躺下休息，可以数数，平息激动的情绪，等待救助或者等待病情自己缓解是最好的选择，如果手边有电话或身边有陌生人，可以及时求助。

从家属角度，发现家人有类似问题，切忌搬动病人或搀扶病人去就诊，即使急救人员有所延误，也不要这么做。正确的做法是让病人原地休息，减少不必要的体位变动，等待救援。如果附近有诊所、医院或者有医学背景的人员，可以派人寻求帮助。

如果病人神志清醒，应防止病人过度悲伤和焦虑不安。此时应让病人静卧，保持气道通畅（头后仰，抬高下巴，去掉假牙，清除口腔异物），并可安慰病人。如果病人昏迷则应保持镇静，查看是否还有呼吸（可以用棉花或卫生纸片放在患者口鼻部看是否有气流）以及心跳（可以触摸颈部动脉查看），切勿为了弄醒病人而大声叫喊或猛烈摇动昏迷者，这样只会使病情迅速恶化。

如果病人呼吸、心跳都没有了，多数时候不是因为心脏不跳了，而是因为心脏各部心肌快而不协调的颤动导致心脏失去泵血功能，直观感觉即是心脏不跳了，这时候锤击复律（20～25厘米高度锤击胸骨中下 1/3 处 1～2 次），可以使心脏复跳。若

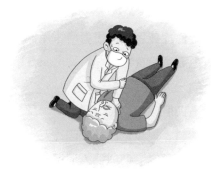
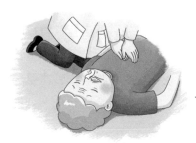

无效，则立即进行胸外心脏按压和口对口人工呼吸，这个需要有一定的专业素养，可以提前参与一些急救培训，利己利人。

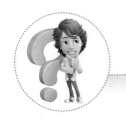

54. 痛风是怎么回事？

大家认识到的痛风是一种表现以关节痛为主的疾病。多数患者发作前无明显征兆。典型发作常于深夜因关节痛而惊醒，疼痛进行性加剧，在 12 小时左右达高峰，呈撕裂样、刀割样或咬噬样，难以忍受。受累关节及周围组织红、肿、热、痛和功能受限，多于数天或两周内自行缓解。

多数人的痛风是原发性痛风，尿酸生成过多在原发性高尿酸血症的病因中占 10%。其原因主要是嘌呤代谢酶缺陷，另外一种原因是肾脏尿酸排泄减少，约占 90%。痛风的预防相对困难，因为血中尿酸升高的原因很多，虽然有人从不吃高嘌呤食物也会患痛风，但饮食控制还是有很大作用的，不可因个案而放弃。痛风的预防一般从下面三个方面入手。

首先，要进行饮食控制：高尿酸血症或者痛风患者应采用低热能膳食，保持理想体重，同时避免高嘌呤食物。

根据食物中嘌呤含量高低可分为三大类：

高嘌呤食物包括各种动物内脏：如肝、脑、腰、心、脾；部分海产品：如沙丁鱼、凤尾鱼、虾、蟹、贝类，以及浓肉汁、肉汤、熏卤制品、鸡精、菌类、菇类、芦笋类。痛风病人应该尽量避免吃这类食物。

中等嘌呤食物：包括猪肉、牛肉、羊肉，鸡、鸭、淡水鱼；大豆、豆制品、豆芽；菜花、菠菜、青豆、麦片等。痛风病人在急性发作期，也不宜食用这类食物，在慢性期可适量选用。

嘌呤很低的食物：各种蛋类、精米面及米面制品；多种蔬菜，如白菜、胡萝卜、芹菜、黄瓜、茄子、南瓜、萝卜、芋头、土豆等；各种水果、糖及糖果；各种鲜奶及奶制品、汽水等饮料。一般此类食物无须严格限量，可以适量食用。

其次，是避免诱因：避免暴食酗酒、受凉受潮、过度疲劳、精神紧张，防止关节损伤、慎用影响尿酸排泄的药物。

最后，是防治伴发疾病：高尿酸血症多同时伴有高脂血症、糖尿病、高血压病、冠心病、脑血管病等，需同时治疗。

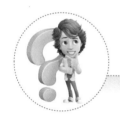

55. 你的骨头疏松了吗？

周末了，开开心心地准备去女儿家看望外孙的王奶奶上了公共汽车，路上有段路正在修，遇到一个大一点的坑，车子颠簸了一下，可坐在后排的王奶奶突然觉得腰部出现剧烈的疼痛，再也没法活动。好不容易到了女儿家，已经疼得满头大汗，女儿见状，连忙带王奶奶去了医院。

骨科李医生问清王奶奶的情况以后，马上让王奶奶去拍一张腰椎的X光片子。不一会儿片子就出来了，李医生仔细阅片后，告诉王奶奶和女儿，第二节腰椎骨折了！

王奶奶满脸疑惑："车也就轻轻地颠了一下，我怎么就腰椎骨折呢？"

李医生认真地告诉王奶奶："您这是因为得了骨质疏松症，很容易造成骨折！"

王奶奶满脸震惊："我怎么会有骨质疏松症呢？以前从来没有的。"

你身边的老人是不是也有过这种情况？事实上，骨质疏松在很多时候被称为老年人的"寂静杀手"。它是一种由于多种原因导致的骨密度和骨质量下降，骨微结构破坏，造成骨脆性增加，从而容易发生骨折的全身性骨病。60 岁以上的人群中，骨质疏松症的患病率明显增高，女性尤为突出，它和老年女性绝经后雌激素缺乏有关，也被称为绝经后骨质疏松症。它一般发生在妇女绝经后 5 ~ 10 年内，由于激素水平下降，导致骨量减少及骨组织结构变化，使骨脆性增多，易于骨折，绝经后妇女发生骨质疏松症的可能性为男性的 4 倍。而这种骨质疏松由于它的发展是长期的、隐蔽的，在没有发生骨折之前，往往没有任何症状，患者往往等到骨折才知道自己有骨质疏松症。这些骨折往往表现为老人发现自己驼背、身材变矮或者出现了明显的骨头疼痛，老人可能在起坐、前屈后伸、行走、翻身时都出现疼痛，甚至躺着都痛，这些疼痛可能是在一个很小的活动后就突然出现（我们也叫它"脆性骨折"）。

医生们诊断骨质疏松主要根据以下 3 点：（1）有脆性骨折：受到一点点的轻微外力即会发生骨折。（2）通过骨密度（BMD）试验测定。（3）其他如 X 线、超声、定量 CT 等，也常常用于在老年人中筛查骨质疏松以及把骨质疏松和其他的疾病区别开来。

　　老年人一旦因为骨质疏松发生骨折，会导致死亡率增加，而且老年人的生活质量也会大幅度下降。所以，老年人预防骨质疏松非常重要，主要可以从以下 4 个方面着手：

　　（1）保持健康的生活方式：补充营养、坚持运动、多晒太阳。

　　（2）补充钙和维生素 D。钙剂：我国营养学会制订成人每日钙摄入推荐量为 800 毫克，绝经后妇女和老年人每日钙摄入推荐量为 1 000 毫克。调查数据表明，我国老年人平均每日从饮食中获得的钙大约是 400 毫克，因此平均每日应该额外补充的钙量为 500 ~ 600 毫克。维生素 D：成年人推荐剂量每日为 200 单位（5 微克），老年人推荐剂量为每天 400 ~ 800 单位（10 ~ 20 微克）。在日常的食物中，也可以参考下面的表格，多选择一些含钙高的食材。

常见食品钙含量、每日食用量和每日获得钙量

名称	钙含量	每日食用量	每日获得钙量	名称	钙含量	每日食用量	钙含量
（毫克/100 克可食部）		（克）	（毫克）	（毫克/100 克可食部）		（克）	（毫克）
黄豆	123	40	49	豆腐干	352	70	246
豆腐	164	160	262	豆腐皮	239	30	72
芝麻	700	15	105	毛豆	135	60	81
油菜	148	200	296	苋菜	178	200	356
油菜	156	200	312	茴香	154	200	308
雪菜	230	100	230	荠菜	294	200	588
芥蓝	121	200	242	空心菜	115	200	230

续表

名称	钙含量	每日食用量	每日获得钙量	名称	钙含量	每日食用量	钙含量
（毫克/100克可食部		（克）	（毫克）	（毫克/100克可食部		（克）	（毫克）
海带	241	50	121	紫菜	264	10	26
鸡蛋黄	112	30	34	鲈鱼	138	100	138
虾皮	991	10	99	海米	555	10	56
牛奶	104	300	312	酸奶	118	250	295
奶粉	676	30	203	奶酪	799	15	120

（3）预防跌倒：老年人由于下肢的神经肌肉功能下降，反应性和平衡能力也降低，很容易发生跌倒。而一旦跌倒，髋部骨折是比较常见的，而且也是骨质疏松中最严重的一种骨折，直接威胁生命和生活质量。所以在日常生活中，一定要注意老人的活动，尽可能预防跌倒情况的发生。例如，如果老人腿脚已经不利落了，要尽量在其活动的房间里设置一些扶手；地面注意不要太滑，如果有水，要及时清理；如果老人有服药或任何原因导致的头晕不适时，一定要提醒老人起床时要慢，先坐在床缘，再慢慢下床；老人的裤子不要过于肥大和过长，以防绊倒老人；如果有可能，应尽量有子女或者保姆陪在老人身边。

（4）药物治疗：如果检查有明确的骨质疏松症，则应该遵照医生的医嘱，按时服用药物，并进行相应的检查。

骨质疏松是一种慢性全身性疾病，应以预防为主，防治结合。提倡患者应到正规医院定期进行骨密度测定，筛查骨质疏松，做到早诊断、早预防、早治疗。另外，骨质疏松一旦发生骨折，将给患者带来更多危害，一定要避免反复骨折的发生，以免影响患者的生活质量。

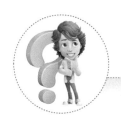

56. 你身边的老人怎么
就得了痴呆呢？

"记性大不如前""情绪大变""行为异常"……这些是经常被老百姓用来形容老人"老糊涂"的词，但你知不知道，你口中的"老糊涂"其实很可能是已经患上了老年痴呆。老年痴呆并不是一种少见病，据统计，我国 65 岁以上老年人痴呆的平均患病率为 5.21%，85 岁以上的老年人患病率可高达 30% 左右，也就是说，3 个人中就有 1 个可能是老年痴呆的病人。

我们正常人年轻时约有 150 亿个脑神经细胞，而老了之后，我们的脑子会萎缩，脑重量减少 6.6%～11%，脑血流减少 17%，脑细胞也会减少 20%～45%。这可以解释为什么大多数老年人自觉自己的记性不如年轻时强，但老年痴呆的病人，情况会比正常的老化要更严重，他们的脑细胞大大减少，大脑功能严重退化，会出现远大于自然情况的记忆力衰退、智力下降、语言能力退化的情况，他们的性格和情感也会有非常大的变化，除了影响平时的日常生活，还常常妨碍与他人的交往。

老年痴呆症的发病通常非常缓慢，病人及家人常常说不清是什么时候开始出现了老年痴呆的症状，而且它的病因至今都不是非常明确。从目前研究来看，家里有人患过老年痴呆、女性、头部受过外伤、文化水平偏低、患过甲状腺病、有高血压和糖尿病等慢性疾病、心情低落、情绪抑郁、缺乏体育及脑力锻炼、长期接触铝制品等因素存在时，都有可能增加老年痴呆的患病危险。老年痴呆的病因中，有些因素是无法改变的（如年龄、性别、遗传），但仍有一部分因素可以通过我们平时对日常生活的调整，减少老年痴呆的发病风险。

因此，在日常生活中，我们需要鼓励老年人保持健康的生活方式，努力做到以下几点，以尽量减少老年痴呆的发病风险。

（1）勤动脑，多阅读，保持大脑活跃；

（2）积极参加社会活动，增进人际交往，如棋牌类活动不仅有助思考，更可增进感情；

（3）保持乐观开朗的心态，消除烦恼与压力；

（4）规律生活，经常锻炼，保持健康的身体状态；

（5）重视营养，均衡膳食，谷物豆类为主，多吃蔬菜水果，减少盐、糖摄入量；

（6）戒烟限酒，避免过度疲劳；

（7）预防和脑有直接关系的慢性疾病，如有高血压、糖尿病等慢性病，应按医嘱规律用药，合理控制；

（8）防跌、防撞，避免摔伤引起脑外伤。

那么，我们怎么知道老人得了老年痴呆呢？实际上，老年痴呆有十大警示信号，如果我们家里的老人出现了以下警示信号中的一条或几条，我们就应该密切关注，有必要的话带老人去医院的神经内科或老年医学科就诊，明确是否真的患上了老年痴呆。

（1）记忆力下降，影响日常生活，这是老年痴呆最早也是

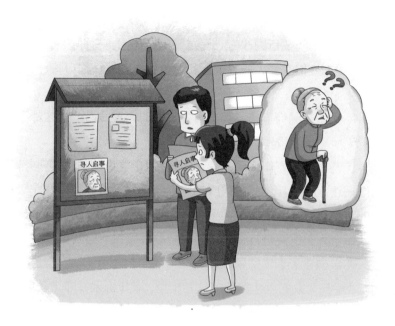

最常见的征兆，他们不是忘记这件事的某些部分，而是忘记整件事，尤其是近期发生的事；

（2）日常生活出现困难，做之前熟悉或擅长的事也有困难；

（3）语言出现障碍，言语混乱，毫无逻辑，经常说一些没有意义或重复的话，严重的甚至叫不出常用物品的名称；

（4）时间和地点定向力障碍、人物混淆，如经常认不清人、找不到回家的路；

（5）判断力下降，原来很精明的人现在容易被欺骗，穿不合季节的衣服；

（6）理解能力下降，解决问题的能力降低，算不清账，跟不上别人谈话的进度；

（7）将东西放错地方，经常找东西，容易起疑心，怀疑东西被别人偷走；

（8）情绪或行为改变，爱发脾气、焦虑、有抑郁的症状；

（9）性格改变，原来很温和宽厚的人，现在很自私、粗暴、麻木；

（10）主动性丧失，兴趣丧失，平时表现冷漠，什么都不想做，无所事事，昏昏欲睡。

这些虽然是老年痴呆的警示信号，但也要具体问题具体分析，不能把正常的老年化改变误以为是老年痴呆，这些就需要比较专业的鉴别和判断，因此，如果老人出现了上述的警示信号，应该尽快带老人去医院进行检查，而不要疑神疑鬼、自暴自弃。

如果确诊了老年痴呆，很多人认为就无药可治、听之任之了。事实上，与大众对老年痴呆的认知相反，老年痴呆并非无药可救，积极对老年痴呆进行治疗，可以有效控制病情的发展，改善患者认知功能，提高患者生活质量，减少家属的负担。相反，如患者不接受治疗，很有可能发展为重度认知障碍，失去生活自理能力。我国也有一些可以治疗老年痴呆的药物，要按照医嘱去积极治疗。

另外，作为对药物治疗的补充，心理治疗也是必需且十分重要的。它的基本原则是通过社会的关心和家人的陪伴，让患者保持乐观的情绪，改善认知功能和行为障碍，尽可能维持患者的正常生活，提高患者的生活质量。应该注意以下的几个方面：

（1）要树立患者的信心，维持患者良好的精神状态，鼓励患者与家人和朋友的交流，增进家人对患者的理解，并且鼓励早期的患者参加各种社会活动，尽量融入外环境，维持其生活自理能力；为患者安排有意思的活动，不要让患者感到孤独。

（2）要为患者营造安全的家庭环境，经常检查家中的危险品，避免老人因摔倒、磕碰、触电等原因受到意外伤害；将提醒的日历、便签放在患者容易发现的位置，预防或减少意识障碍的发生。

（3）老年痴呆的老人由于记忆缺失严重，很容易走失，因此家属应该特别注意，尽可能不要让患者自己单独待在家里；如果患者单独在家而且有可能出门时，应该为患者准备一张写有姓名、家庭地址和联系方式等要素的基本信息卡。

（4）如果出现复杂情况时，应及时咨询医生，每3~6个月定期到医院随访，规范治疗。

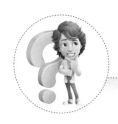

57. 帕金森病是什么？

你有没有看到过一个老人手总是在抖，拿筷子总是夹不到菜，走起路来也很不利落，总是像要摔倒的样子？实际上，很有可能他是得了帕金森病，而导致老人出现这类情况可能有很多不同的原因，脑血管病、感染、脑肿瘤、药物、中毒、外伤等，有的还可能是由于遗传因素。

不同原因导致的帕金森病，它的表现也不相同，不过它们特征性的表现类似，只是严重程度和范围上有差异。帕金森病的特征性表现是四肢的震颤，手和脚都会不由自主地颤抖。患者的肌肉非常僵直，步态、姿势异常以及运动迟缓，运动迟缓主要表现为动作起始缓慢，行走时步伐小，慌张，同时出现起立困难、发音困难和吞咽困难等。在病程的中晚期，患者还将出现身体运动障碍以外的症状，如抑郁、便秘、睡眠障碍等。有的患者还有可能出现小脑萎缩、认知功能损害等，出现症状的部位范围较广，症状较重，如出现便秘、体位性低血压、尿潴留（或膀胱残余尿增加）、男性勃起障碍、痴呆等，出现失去表达、识别、活动的能力和空间定向障碍。总体来说，帕金森病起病是非常隐匿的，很多老人的病情缓慢地加重，进展的速度也因人而异。老人常常不能回忆确切的发病时间，大多由一侧的上肢开始起病，逐渐波及四肢，在气候干燥、凉爽、气压较高的季节，老人会觉得自己病情改善，而过度疲劳、精神紧张、天气闷热、潮湿等情况下，病情会加重。

帕金森病的预防，需要从可能导致帕金森病的原因出发。在日常生活中，要避免接触对人体神经系统有毒的物质，如一氧化碳、二氧化碳、锰、汞等，冬天家中如需烧煤要注意通风，工作中如果会接触到重金属等有害神经系统的物质，要注意防护。注意饮食卫生，避免喝生水、井水、河水，以免食物或水中的有害物质进入人体。同时，老年人也要注意增强身体运动和脑力活动，每天至少保持1小时的体育锻炼，积极参加社区和亲友的社交活动，保持健康的生活方式，延缓脑神经组织的衰老。

另外，要预防和治疗可能引起帕金森病的疾病，如甲状旁腺功能减退症、动脉硬化、脑部肿瘤等。防治脑动脉硬化是预防帕金森综合征的有效措施，所以，老年人要认真预防和治疗高血压、糖尿病、高脂血症，积极控制血压、血糖。少用或慎用可能导致药物性帕金森综合征的药物，或尽量使用非典型抗精神病药物，如奋乃静、利血平、氯丙嗪等，若必须使用，则应谨遵医嘱、密切观察。家人或老年人自己发现出现上肢震颤、手抖、动作迟缓等帕金森病先期征兆时，应及时到医院神经内科就诊，争取早诊断、早治疗。如果家里有帕金森病的家族史，则应积极筛查，及早采取相应措施。

现在还没有有效的方法彻底治愈帕金森病，但也可以通过药物治疗或者外科治疗方法改善患者的症状，同时可以针对患者的功能丧失进行康复治疗。例如，通过对患者进食、语言、走路等各方面的指导和训练，锻炼病人的面部、手部和四肢的肌肉，提高患者平衡感，提高患者生活质量。

对于中、晚期帕金森综合征的病人，要注意延缓疾病的进展过程和威胁生命的并发症。针对病人的肢体震颤、僵直和运动功能障碍、生活不能自理等，家属应鼓励病人多做主动运动，鼓励病人完成简单的生活劳动，如吃饭、穿衣、洗脸、刷牙等。避免患者出现情绪低落、激动、紧张，保持愉快稳定的心情。对于长

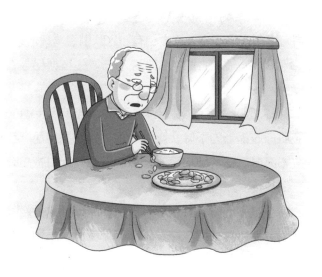

期卧床的病人，亲属要密切护理，注意经常翻身，防止褥疮、坠积性肺炎等。

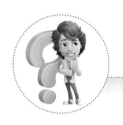

58. 为什么老年人会跌倒？

老年人随着年龄增长，维持肌肉骨骼运动系统的生理机能均有所减退，造成步态的协调性、平衡的稳定性和肌肉力量的下降。另外，老年人视觉、听觉、前庭功能、本体感觉下降，判断外在环境的能力下降，加上活动越来越少，跌倒风险也会越来越增大。引起跌倒的原因是多方面的，在因跌倒而住院的老年人中，内在原因占45%，外在原因占39%，原因不明者为16%。影响老年人跌倒的危险因素主要有身体因素、病理因素、心理因素、药物因素和环境因素。其中约有1/3跌倒者与环境因素有关。70%以上的跌倒发生在家中，10%左右发生在楼梯上，下楼比上楼更多见。

（1）身体因素：步态不稳导致跌倒，老年人步态的基本特点是下肢肌肉收缩能力下降，脚跟着地、踝跖屈和屈膝等动作缓慢，伸髋不充分，摆动腿抬高的程度降低，行走时拖拉，所以容易发生跌倒。

（2）病理因素：痴呆或精神病患者，任何能导致步态不稳、肌肉功能减弱或晕厥前期状态、晕厥的急慢性疾病如心脑血管疾病、神经系统疾病，影响运动与平衡的骨科疾病、眼部疾病、风湿病、骨质疏松、足部疾病，以及贫血、虚弱、脱水、低氧血症和电解质紊乱等都是老年跌倒相关的病理因素。

其中，体位性低血压是导致跌倒的常见原因之一，其特点是直立时因血压下降而出现头晕、共济失调而跌倒，平卧位时症状消失。由于老年人关节僵硬，起床及久坐站立时，常因体位改变导致大脑供血不足出现头晕站立不稳而发生跌倒。

（3）心理因素：自信心和跌倒时的情绪是影响老年人跌倒的重要心理因素。一方面老年人个性好强，常有不服老和不愿麻烦别人的心理，对一些力所不能及的事情，也要自己尝试去做，这会增加老年人跌倒的概率；另一方面害怕跌倒的心理限制了老年人的活动，降低了老年人的活动能力并导致功能缺陷，从而跌倒的风险随之升高。由于跌倒可能反复发生，形成"跌倒—丧失信心—更容易跌倒"的恶性循环。研究发现：既往跌倒史是预测跌倒发生最强的因素。沮丧、焦虑心理可削减老年人对自己、环境和其他人的注意力，从而增加跌倒的机会。对于跌倒重视不够也是导致跌倒的原因之一。

（4）药物因素：药物是引起老年人跌倒的另一重要原因。巴比妥类药物可使老年人发生夜间和次晨跌倒，长效苯二氮䓬类（硝西泮药物等）通过损害精神性运动功能而导致跌倒，长效降糖药引起低血糖而诱发跌倒。体位性低血压在老年人中很常见，许多病人能很好地适应，基本上无症状，然而，在使用巴比妥类、酚噻嗪类、苯二氮䓬类和三环类抗抑郁药、降压药等情况下，很容易诱发头晕而致跌倒。有研究表明，服用多种药物可增加跌倒风险。事实上，老年人常常由于多种疾病而服用数种药物，并且通常同时服用如降压药、降糖药及镇静安眠药等单个就可能诱发跌倒的药物。老年人如何在复杂的服药情况下防范跌倒，是相当棘手的问题。

（5）环境因素：常见的环境危险因素有三类。①物体绊倒、地面光滑、光线晦暗和携带较重物品等；②穿拖鞋或不合适的鞋裤；③家具摆设不当、床铺过高过低、座椅过软过低等。对于社区居住的老年人，环境不熟悉、地板潮湿或打蜡、地面高低不平、跨越障碍物、灯光照明不好、楼梯没扶手、鞋子不合适、椅子或马桶的高度不合适等是引起跌倒的危险因素。跌倒多发生在浴室、变换体位、运动和站立小便时。

环境因素危险性的大小取决于下述因素：①老年人残疾的程度，对于举步困难的老年人，起拱的地毯就成为重要的环境危险因素；对于极为衰弱的老年人来讲，即使在较小危险因素（长裤腿和尺码不合的鞋）也容易发生跌倒。②对环境因素有无体验，这是决定危险程度的一个重要方面。这主要取决于对环境的熟悉程度以及对相应的环境有无针对性地练习。

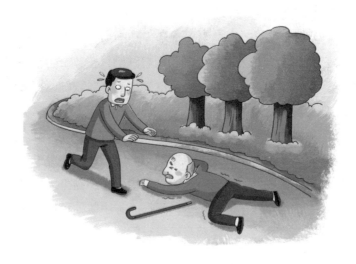

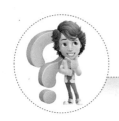

59. 如何预防老年人跌倒？

老年人跌倒可能会导致非常严重的后果，因此应该尽可能进行预防，尤其是针对可能引发跌倒的危险因素，提前采取预防和控制措施，可以大大减少老年人跌倒的可能。我们可以注意以下几个方面：

（1）经常锻炼，可以选择太极拳、交谊舞，这些都是十分有益的锻炼方式，以增强肌肉力量、柔韧性、协调性、平衡能力、步态稳定性和灵活性，从而减少跌倒的发生。

（2）裤子裤腿不宜过长，还要避免裤子过肥或太臃肿，因为这样的裤子易绊倒老年人。穿的鞋子合适，还应有防滑功能，日常最好不要穿拖鞋。

（3）老年人的体位发生变动时，常常会出现血压的波动，尤其是在起床、站起、下蹲时，容易出现一过性心脑缺血，甚至晕厥摔倒。因此在做这类动作时，应遵循一个"缓"字。特别是清晨起床时，别急着立即下床，应先平躺半分钟，再坐起上半身半分钟，接着双下肢靠床沿垂地半分钟，然后再站起来。

（4）老年人视力较差，对危险的处置能力较迟钝，尽量不要单独出门。

（5）平衡能力差的老年人，出门可以拄手杖，多一个支撑点，对于预防摔倒很有用。

（6）一些体弱的老年人最好坐在凳子上洗澡，重心比较稳定，不易跌倒。卫生间地面比较湿滑，最好能铺防滑胶垫。保持房间灯光明亮；家中最好不用地毯，如果使用地毯要固定在地面上，以防滑动。将物品收纳于柜中，保持走道通畅。

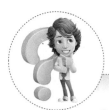

60. 为什么人老了睡眠容易惊醒？

（1）睡眠减少是大脑细胞早期老化的生物指标，并且年龄越大，睡眠越浅。夜间深睡时间随着年龄的增长而缩短，75 岁以后的老年人深睡期基本消失，因为夜间睡眠以浅睡为主，对周围环境的声音非常敏感，所以容易惊醒。

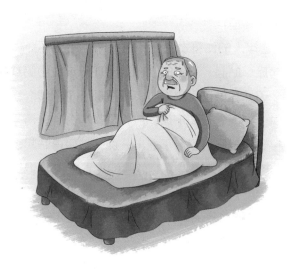

（2）患有睡眠呼吸暂停综合征的老年人，伴随呼吸暂停的出现及暂停呼吸时间过长，因低氧血症引起运动兴奋性增强，造成睡眠中惊叫、躁动，可出现身体不自主运动甚至突然坐起。

（3）患有不宁腿综合征也叫不安腿综合征（RLS）的老年人，夜间睡眠时，双下肢出现一种自发的、难以忍受的、异常痛苦的感觉，如酸胀、撕裂感、烧灼感、疼痛、刺疼、瘙痒及虫爬感等。以小腿最常见，大腿或上肢偶尔也会出现。病人在床上辗转反侧，坐卧不安，致使在睡眠中惊醒。

（4）患有睡眠期周期性肢体运动综合征（PLMS）的老年人，下肢在睡眠中反复发生周期性的一种异常运动，运动由脚趾和脚踝的重复性背屈组成，常扩展到膝盖和髋部，有时甚至涉及腕部和肘部。此病发生的概率随着年龄增加而逐渐增高，特别是50 岁以后，29% 的人群存在睡眠期周期性肢体活动现象，周期性肢体活动一夜可发生数百次，下肢的异常运动可以造成患者惊醒。

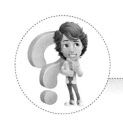

61. 哪些老人跌倒不能扶？

"老人跌倒要不要扶"是经常讨论的社会话题。除去道德伦理上的考虑，仅从摔倒老人自身的健康状况和急救需求方面来说，能不能扶是一个需要慎重考虑的问题，以下几种情况就不能随便扶。

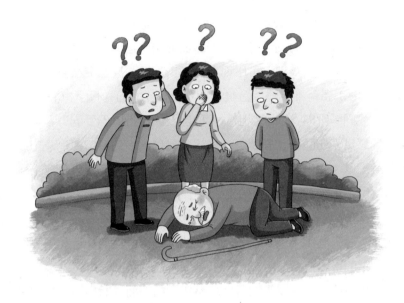

（1）外伤导致骨折时

如果因车祸或外力撞击摔倒而发生骨折，患者会出现身体局部疼痛、骨折部位肿胀、畸形等问题，往往无法动弹。如果脊柱受损，可能会造成患者下半身失去感觉；如果损伤到颈部，则有可能引发四肢瘫痪。这时盲目将老人扶起，锐形的骨折可能会穿刺血管和神经，导致大出血；其他处理不当，不但会加重损伤和骨骼错位，还可能导致无法挽回的残疾。

正确做法是：让老人待在原地，并立即打"120"，等急救医生到场，对受伤者进行正确的急救。在等待救护车的过程中，也可以通过电话在急救医生的指导下，用硬木板等对老人的骨折部位进行固定。

（2）伴有头痛、呕吐、偏瘫或者昏迷时

很多老人有高血压病史，常在体力不支或情绪激动时突然发病并摔倒，往往伴有头痛、呕吐，还可能出现偏瘫、失语，严重者可能出现昏迷，如果这时贸然扶起，很可能加重病情，造成再次脑出血。

正确做法是：先拨打"120"，在等待过程中，保持周围安静、通风，减少患者搬动，将头部稍抬高避免再次出血。病人如果出现呕吐，可将他的头偏向一侧，让呕吐物流出口腔，防止窒息。

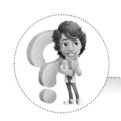

62. 失眠老人怎么办？

老年人睡前应慎忌以下几点：①忌睡前吃东西，特别是辛辣、油腻食物及饮酒。人进入睡眠状态后，如果临睡前吃东西，加重了肠胃负担，身体其他部位也无法得到良好休息，影响入睡。睡前饮酒虽然可以让人很快入睡，但是却让睡眠状况一直停留在浅睡期，很难进入深睡期，醒来后仍会有疲乏的感觉。②忌睡前饮浓茶、喝咖啡。浓茶、咖啡属刺激性饮料，含有使精神亢奋的咖啡因等物质，睡前喝，易造成入睡困难。③忌频繁看钟：持续看钟能引起失眠。④忌吹风而睡。人睡熟后，身体对外界环境的适应能力降低，如果冲风而睡，时间长了，冷空气就会侵入身体，引起感冒风寒，或中风等疾病。⑤忌睡前过度用脑。老年人晚上如有学习和创作的习惯，要把较费脑的事先做完，临睡前做些较轻松的事，使脑子放松，这样更容易入睡。⑥忌紧张、刺激的活动。老年人晚上工作，会扰乱人体的生物节律，不仅影响睡眠，

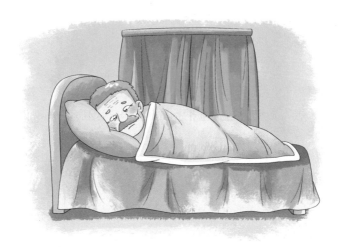

还会使人体抵抗力降低，甚至导致疾病。此外，睡觉前也不宜从事激烈的运动，不要看激烈的比赛和惊险刺激的书籍、电影、电视剧等，尽量避免大喜大怒，要使情绪平衡。⑦忌蒙头而睡。这样会大量吸入自己呼出的二氧化碳，对身体极为不利。⑧忌仰面而睡。睡觉的姿势，以向右侧身卧为最好，这样全身骨骼、肌肉都处于自然放松状态，容易入睡，也容易消除疲劳。仰睡时咽喉腔肌肉组织随重力下沉，呼吸道狭窄，易打鼾。⑨面对灯光而睡。人睡着时，眼睛虽然闭着，但仍能感觉光亮。对着光亮入睡，易使人心神不安，难以入睡，而且即使睡着也很容易惊醒。

失眠老人睡前适合做以下活动：①放松疗法。进行深长的腹式呼吸，呼吸变慢、变深，逐渐使全身肌肉放松，想象自己在和风煦煦的海滩上，天空湛蓝，微风吹拂。也可以临睡前，来一段柔和、单调的音乐。好的音乐，令人心旷神怡，从而安然入睡。②刷牙、洗脸、洗澡。睡前刷牙可清除口腔积物，对安稳入睡也有帮助；电视看完后，洗洗脸、洗个热水澡，以保护皮肤清洁。

③适当做些运动以便增加身体疲劳感，心静气定地散步10～20分钟，会使血液循环到体表，促进睡眠。④洗脚。民谚曰："睡前烫烫脚，胜服安眠药"，养成每天睡觉前用温水（40～50℃）洗脚、按摩脚心和脚趾，能促进气血运行、舒筋活络。对老年人来说，更具有祛病健身的功效。⑤躺下后不看书报，不考虑问题，让大脑的活动减少，能较快地进入睡眠。同时要固定早上的起床时间，白天睡觉时间减少10～15分钟。⑥开窗通气，保持寝室内空气新鲜，风大或天冷时，可开一会儿，睡前再关好，有助于睡得香甜。

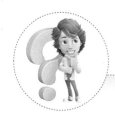

63. 老年人该怎么吃药？

老年人用药有五个原则可供参考：

（1）受益原则。先要求老年人用药要有明确的符合该药治疗范围的疾病，用药带来的好处应明确大于风险，选择疗效确切而毒副作用小的药物。这点主要是遵从医嘱，老年人本人需要做到的是，有病不要乱投医，要去正规医院，不要动不动自行购买各种非处方药、偏方、保健品、补品来服用。

（2）5种药物原则：联合用药品种越多，发生药物不良反应的可能性越愈高，用药品种要少，最好5种以下，治疗时分轻重缓急。执行5种药物原则时应注意：了解药物的局限性；抓主要矛盾，选主要药物治疗；选用具有兼顾治疗作用的药物；

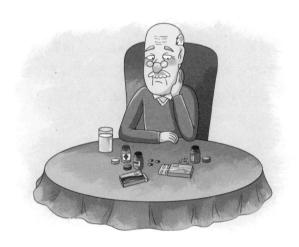

重视非药物治疗；减少和控制服用补药。

（3）小剂量原则。老年人用药量在中国药典规定为成人用药量的 3/4，一般开始用成人量的 1/4 ~ 1/3，然后根据临床反应调整剂量，直至疗效满意而无药物不良反应为止。剂量要准确适宜，老年人用药要遵循从小剂量开始逐渐达到适宜于个体的最佳剂量。只有把药量掌握在最低有效量，才是老年人的最佳用药剂量。老年人用药剂量的确定要遵守剂量个体化原则。

（4）择时原则。即选择最佳时间服药。根据疾病的发作、药物代谢和药效的昼夜规律变化来确定最佳用药时间。所以，医生开药后，一定要咨询医生最佳服药时间，然后遵照执行。择时用药可提高疗效、减少毒副作用。

（5）暂停用药原则。老年人用药应密切观察，一旦出现新的症状，应考虑为药物的不良反应或是病情的加重，前者应停药，后者应加药。停药受益多于加药受益。暂停用药是现代老年医学中最简单有效的干预措施之一。

　　以上五条原则，老年人自己很难把握，但可以做到心里有数，在必要的时候提醒医生，并配合医生完成。

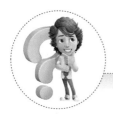

64. 老年人如何避免多重用药？

　　老年人常常同时伴有多种疾病，需要接受多种药物治疗，或者由于就诊不同专科和多家医院，医生不了解您的用药情况，就会出现多重用药。那么，如何避免多重用药呢？

　　首先，应该在治疗初期尽量不用多种药物，而且最好从小剂量开始逐渐调试到有效的最佳剂量。因为服药时间越长，对药物产生的生理和心理依赖性越强，减少药物种类的难度就越大。在这方面，老年人自己要有意识去多加注意，家属也应该多增加与老人的沟通，帮助老人理解这件事情。

　　其次，抓住疾病主要矛盾。这点应该主动咨询医生，如果当地有条件，可去看专门的老年科医生，他们会帮助老人找出最主要的矛盾。在某些情况下，生活方式、饮食习惯改变及适当运动等可完全替代药物治疗的情况下，应该首选非药物治疗方式。对于罹患多种疾病且需要多种药物控制病情的老年患者，短时间内缩短药物列表并不现实，应咨询医生，让医生指导用药，抓住诸多病患中的主要矛盾，对于次要矛盾的辅助治疗药物或疗效不明显药物可尝试舍弃。

　　第三，充分考虑药物的相互作用及药物对疾病的影响。为老年患者选择药物时，尽量选择每日服用 1 次的药物，并确认患者确实服用医师处方药物。对于容易忘事的老人，家人应该帮助甚至监督其服药。

第四，避免多服、漏服和重复用药。①填写用药记录单，包括药品名称、用法 / 用量、起 / 止时间、是否发生不良反应等相关信息。非处方药、中成药及保健品也应列入。连续填写、保留备份，并记录患者是否对某些药物过敏。②每次就医时，将用药记录单出示给医生看，最好能将药盒带去，方便医生了解患者服用药物的剂型、成分、功效、剂量等信息。③当患者出现新症状时，可能由新开的药物导致，应咨询医生，而不是盲目"加药"。定期（每年 1 次）请熟悉、固定的医生或药师，或者去老年综合门诊核查用药记录单，确保患者正在服用的药物适合您当前的病情。④医生给患者开新的药物时，患者应该问清楚：用药的目的，以及如何服药（如服药时间、剂量、注意事项及疗程等）。对症治疗的药物若无效或症状已消失可遵医嘱停药。若发生药物不良反应，应与医生沟通，由医生判断是否停药或改变治疗方案。⑤自制辅助用药盒。如可以自制一干净的小盒，分隔成不同的小格子，每个格子有颜色或者文字、数字等标识，提前将不同小格子里装上不同时间要吃的药，以辅助老人记住什么时间该吃多少不同的药。另外，现在市面上有一些电子药盒，可以提醒定时服药，老人有条件可以考虑使用。⑥不要迷信和滥用营养保健品。⑦自购非处方药服用要谨慎，一些药物可能不适合老年人服用，也可能会与您正在服用的药物发生相互作用。在以上建议具体执行过程中，负责身边照顾的家人应该帮助老人落实。

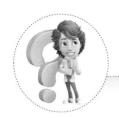

65. 什么是和缓医疗？如何看待和缓医疗？

和缓医疗——过去称为姑息医疗，是指对于不能治愈的晚期慢性病（如恶性肿瘤、充血性心衰、尿毒症、慢性阻塞性肺气肿、肝硬化晚期、其他严重疾病），在不影响疗效的前提下，尊重患者和家庭成员的意愿，力图预防、减轻或缓和患者的不适症状、改善其生活质量的疗法。世界卫生组织对和缓医疗理念的进一步解释为：①正视生命的全过程（生老病死）、尊重死亡的正常过

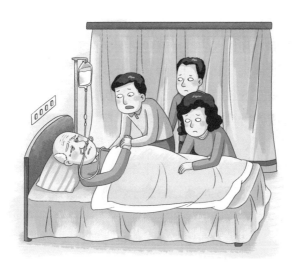

程，既不促进也不推延死亡。②提供有效的缓解疼痛和其他不适症状的治疗，结合心理精神治疗，给予全面的支持，尽可能提高患者的生活质量。③注意对家属的帮助和支持，使其能够面对患者病期和死后的诸多问题。和缓医疗的总原则为：尊重，有益，不伤害和公平。

和缓医疗的核心内涵在于重视患者的尊严，力图通过有效的手段为患者减轻痛苦、满足患者延年益寿的需求。它肯定了生命的重要性，认同和接纳死亡，既不刻意缩短生命，也不有意延长生命；重视临终患者最后的自主选择权，致力于提升患者的生活质量，从而使其获得较好的心理慰藉。

所谓"治病救人"，一个患者经过医生的治疗，得到什么综合性的益处，这一点很重要。不是说你把患者的肿瘤治没了，你就是好大夫；而是患者通过医生的治疗，有哪些综合性的收益，这才真正体现我们经常所说的"以病人为中心"的理念，而不是"以医生为中心"。其实，在整个治疗过程中，只有患者自己才是一个承担者，所以医生治病就要把疾病和患者的整体情况联系在一起去综合考虑。必要的时候，患者及其家属应该提出和缓医疗的想法，医生应该尊重患者的意见。例如，对于一个晚期重症患者，积极的治疗理念不仅仅是药物治疗、手术治疗，还要把和患者之间的沟通、心理疏导，以及如何能让患者在最后的时光活得更有尊严、更幸福等问题，看作是和手术治疗、药物治疗同等重要的问题，甚至有的时候还会重于药物治疗或者手术治疗。而患者及其家庭都应该向这个理念转变，只有全社会都转换理念了，才会让晚期病人活得有质量、人走得有尊严。

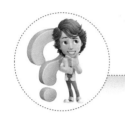

66. 做好最后的告别

　　除了前面所说的从医生治疗的角度采取和缓医疗之外，病人、家属以及医生应该共同完成临终关怀。

　　何为临终期？医学上定义，死亡前 10 ～ 14 天为临终期。临终关怀，则是对于预期寿命少于 6 个月的慢病终末期患者的一项特殊疗护项目。临终关怀，指的是对没有治愈希望的患者进行的积极又全面的医学人文照顾，它需要控制疼痛及其他症状、解决心理和精神问题，以提高患者生活品质，达到最好的生活状态。临终关怀是现代社会对工具理性和现代性反思的产物，也是社会成熟与文明的标志。在发达国家，由志愿者、全科医生、宗教人士等构成的临终关怀体系非常成熟。而在我国社会流动加剧的当下，社会化的临终关怀建设还有待发展。长期以来，临终关怀理念仅局限在医生实践操作上，至于病人家属等，并不知晓何为临终、怎样关怀，有的甚至懵懵懂懂送走家人，莫不遗憾。

　　上海许多区县探索了居家临终关怀模式。居家临终关怀是指医护人员定期访视患者，进行病情观察、疼痛控制、营养指导、预防压疮等治疗护理指导，与家属一起为患者创建安宁和谐的环境。另外可以再按患者需求进行出访及电话随访。同时，通过对患者和家属的死亡教育及倾听、交谈、陪伴等形式帮助他们克服对死亡的恐惧，视死亡为生命必经的结果，使患者和家属以更为积极的态度看待患者临终生命状态。

临终关怀奉行以下四个原则：①舒缓治疗为主的原则。对临终老人的治疗与护理，本着舒缓治疗的原则，不以延长临终老人的生命为目标，而以对老人的全面照护为宗旨，以提高老人临终阶段的生命质量，通过舒缓治疗和护理，其疼痛等临终症状得以缓和与改善，从而获得一种舒适安宁的状态。②适度治疗原则。临终关怀不主张为延长临终老人的生命过程而大量采用昂贵的特殊治疗，而是以解除患者躯体和心理痛苦的舒缓性治疗为主。③全方位照护的原则。主要包括临终老人的生理、心理和社会等方面的全面照护与关心；老人去世后为家属提供居丧照护服务等。④人道主义原则。在对临终老人实施临终关怀服务时，家庭照护者应关心、理解和帮助临终老人，维护他们的权利和尊严；同时向临终老人及其家属提供精神心理和社会支持等方面的慰藉和帮助。

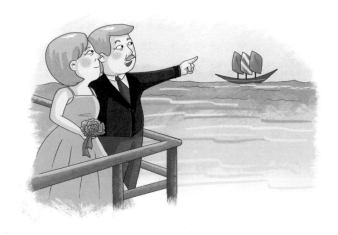

第六章

老年人相关政策

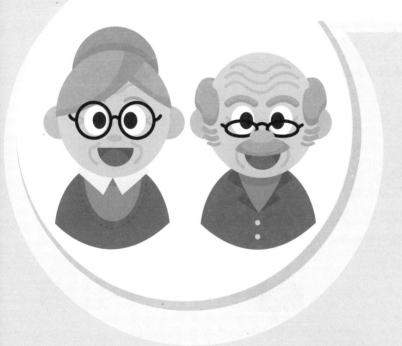

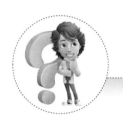

67. 哪些人对老年人有赡养、扶养义务？

赡养人范围：根据《婚姻法》《老年人权益保障法》以及最高人民法院的司法解释，有四类亲属对老年人负有赡养、扶养义务：①老年人的配偶；②老年人的成年子女；③老年人抚养过的弟、妹；④老年人的成年孙子女、外孙子女。

一般情况下，兄弟姐妹之间，孙子女、外孙子女对祖父母、外祖父母没有赡养的义务，但当老年人的子女全部死亡或生存的子女没有赡养能力时，老年人成年的有负担能力的孙子女、外孙子女，对于需要赡养的老年人就有赡养的义务。另外，赡养人的配偶对老年人虽没有赡养义务，但根据《老年人权益保障法》第

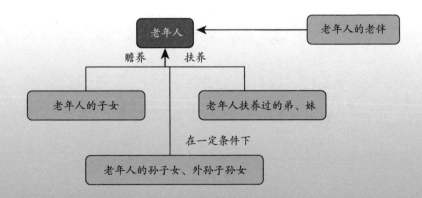

14 条第 3 款规定："赡养人的配偶应当协助赡养人履行义务。"老年人的配偶对老年人有扶养义务。

　　在这里还要提醒大家——男女平等，出嫁的女儿一方面对自己的父母负有赡养的责任，另一方面也有协助丈夫赡养自己公公婆婆的义务。

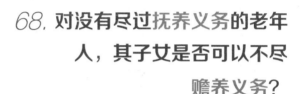

68. 对没有尽过抚养义务的老年人，其子女是否可以不尽赡养义务？

　　在现实生活中，有一种特殊情况——在子女未成年时，父亲或母亲对子女未尽过抚养义务，导致子女成年后不愿意对父母承担赡养义务的事例。大家都认为"权利与义务是对等的"，那么，在这种情况下，父母是否还可以要求自己的子女尽赡养责任？

　　在此，为大家讲述一个发生在上海的案例（该案例曾在电视台报道过）：

　　李某今年 64 岁，有三个子女，老伴多年前就去世了；李某年轻的时候缺乏家庭责任心，吃、喝、嫖、赌样样都会，自己也没有工作，所挣的钱多数用于自己的开销，很少拿回家里。几个子女一直跟着自己的亲戚过，李某作为父亲很少尽到抚养子女的义务。几个子女成年工作以后，也几乎不去管这位已经年迈的父亲。现年 64 岁的李某，丧失了劳动能力，无生活来源，无奈之下，就把三个子女告上了法庭。最后过法官说服了三个子女，看在血缘关系上，谅解已经是风烛残年的老人，由三个子女每人每月负担父亲 200 元作为生活费。

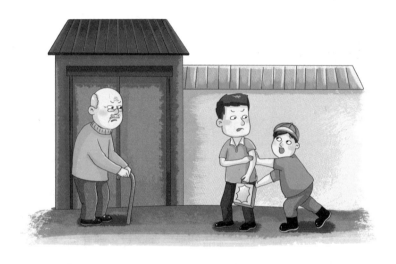

以上案例说明：只要父母、子女关系存在，抚养或赡养的权利义务也就存在，即使父母因种种原因未尽到抚养子女的义务，但是也不影响其要求子女赡养的权利。父母的过错不能成为免除子女赡养责任的理由。同样，子女也不能以"父母分家不公平"为借口拒绝赡养父母；子女也不能以"与父母断绝关系"或"放弃继承权"等为借口，拒绝履行赡养父母的义务。

在农村，我们有时会听到某户人家父母与儿子之间签订了一份书面的"父子脱离关系的协议"，即父母同意儿子不承担赡养责任，儿子同意不继承父母的财产。事实上，这样的协议约定是没有法律效力的。因为法律规定，权利可以自愿放弃，但法定的义务是不可以放弃的。法律允许儿子放弃继承父母财产的权利，但不允许儿子逃避赡养父母的义务。

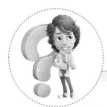

69. 老年人离异或者再婚，子女是否可以不尽赡养义务？

婚姻自由权包括结婚和离婚两个方面的自由。《老年人权益保障法》第 21 条规定："老年人的婚姻自由受法律保护，子女或者其他亲属不得干涉老年人离婚、再婚及婚后的生活。赡养人的赡养义务不因老年人的婚姻关系变化而消除。"

由此可见，离婚、丧偶之后的老年人依法享有再婚的自由，子女或其他亲属不得以各种理由加以干涉，子女的赡养义务不因父母婚姻关系的变化而消除，即父母离婚或再婚后，子女对父母仍然负有赡养的法定义务。现在，有些子女从经济利益，或为钱财，或为住房等私利考虑，干涉老年人再婚，这些都是违法的行为。另外，老年人的离婚自由也是不可忽视的问题。当老年人与配偶双方感情确已破裂，婚姻关系无法维持的情况下，当事人有权提出解除婚姻关系，子女或其他亲属不能因为父母年老而忽视他们的感情需要，反对父母离婚。

【案例】

李爷爷与刘奶奶为再婚老人，婚前两人各有成年子女。李爷爷有退休金、女方无任何收入。李爷爷生病期间，所有费用都由其儿子承担，李爷爷去世后，还承担了所有的丧葬费用。后来女方病倒，李爷爷的儿子又承担了医药费用。现在女方中风后瘫痪在床，女方有两个成年儿子，李爷爷的儿子要求女方的儿子将女方接去赡养。女方的儿子要求李爷爷的儿子承担老人50%的赡养义务。

按照法律规定，再婚后的夫妇共同抚养的未成年人对老年人有赡养的义务。如张爷爷有儿子张子和女儿张女，李奶奶有儿子李子和女儿李女。张爷爷和李奶奶再婚时，张子和李女已经是成年人，张女和李子还是需要抚养的未成年人，则张爷爷和李奶奶到老年人需要赡养时，张女和李子对两位老人都有赡养义务，张子和李女则分别对张爷爷和李奶奶有赡养义务。

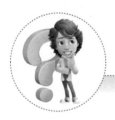

70. 对老年人的赡养，具体包括哪些内容？

赡养义务的内容：法律规定对老年人的赡养包括对老年人进行经济上的供养、生活上的照料、精神上的慰藉和生病时的医护四个方面。

（1）对老年人的经济供养，包括：对无经济收入或收入较低的老年人，赡养人要支付必要的生活费，保证老年人的基本生活需要；对患病的老年人应当提供医疗费用和护理；对缺乏或者丧失劳动能力的农村老年人的承包田，赡养人有义务耕种，并照顾老年人的林木和牲畜等，收益归老年人所有。

（2）对老年人生活上的照料，主要指：当老年人因患病卧床、年纪大行动不便或患老年痴呆症等原因，致使生活不能自理时，赡养人要照顾老年人日常的饮食起居。一是要安排好住房，赡养人应当妥善安排老年人的住房，不能强迫老年人居住或者迁居条件恶劣的房屋。二是尽量做到家庭成员和老年人共同生活或就近居住。三是对生活不能自理的老年人，赡养人应当承担照料责任，不能亲自照料的，按照老年人的意愿委托他人或者养老机构照料。

（3）对老年人精神上的慰藉，主要指：赡养人应尽力使老年人的晚年生活过得愉快、舒畅。现实生活中，对老年人精神上的赡养容易被忽视，随着物质生活水平的提高，对老年人精神上的慰藉将成为主要的赡养内容。家庭成员应当关心老年人的精神需求，不得忽视、冷落老年人，与老年人分开居住的家庭成员，应当经常看望或者问候老年人（常回家看看）；如赡养人在单位工作的，用人单位应当按照国家有关规定保障赡养人探亲休假。

（4）生病时的医护：赡养人应当使患病的老年人及时得到治疗与护理；对经济困难的老年人，应当提供医疗费用。赡养人不得以放弃继承权或者其他理由，拒绝履行赡养义务。

【案例】

母子签"活不养、死不葬"协议

现年82岁的张姓老人共生育三子两女，但三儿子和两个女儿在十几年前因车祸丧生，留下了大儿子和二儿子。

自2002年年底二儿子跑运输有了积蓄，从山里搬到南阳城里居住后，便以业务忙为借口，不关心和赡养母亲，偶尔回家一趟，不但不关心问候老人还经常惹母亲生气，连母亲的医药费也不给分文，全靠年迈的兄长赡养和照顾老人。

经村组干部多次批评，二儿子不知悔改。无奈之下，为了避免二儿子再回家与家里人生气，2009 年 1 月 26 日，所在的组干部与张老太的二儿子签订了协议，约定：母亲永远随大儿子生活，生活费由大儿子承担，二儿子不再回家，对母亲"生不养、死不葬"，并不继承母亲家里遗产。

2013 年 2 月 28 日，大儿子拉着母亲进城看病途中，母子二人又摔伤，花光了家里仅有的一万多元积蓄不说，又欠下了一万多元债务。在母亲住院的几个月中，二儿子夫妇连去医院问候一下都没有，引得邻里纷纷指责。

2013 年 4 月 10 日，极度困难的张老太，在南阳市卧龙区法律援助中心律师的法律帮助下，一纸诉状将二儿子告到了南阳市卧龙区人民法院，请求法庭判决确认所签的"活不养、死不葬"协议无效，判令二儿子履行赡养义务，并支付生活费、医药费。

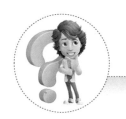

71. 如何解决子女不常回家"看看"的问题？

《老年人权益保障法》把"常回家看看"写入法律。新法规定，家庭成员应当关心老年人的精神需求，不得忽视、冷落老年人。与老年人分开居住的家庭成员，应当经常看望或者问候老年人。以后子女不"经常"回家看望老人，老人可以诉诸法律，以前这种诉讼法院一般不会受理，但现在法院要立案审理。

首例判决

2013年7月1日起，新修订的《中华人民共和国老年人权益保障法》正式施行，该法首次将"常回家看看"精神赡养写入条文。当天上午，无锡市北塘区人民法院对一起赡养案件进行公开开庭审理，判处被告人马某、朱某除承担原告储某一定的经济补偿外，还需至少每两个月到老人居住处看望问候一次。这起对"常回家看看"诉请的判决，是《中华人民共和国老年人权益保障法》施行后的国内首例判决。

在这个案件中，原告储某是77岁高龄的老太，被告马某、朱某则是她的女儿、女婿。此前，储某与一双儿女签订协议，写明其由女儿、女婿负责养老，但多年相处之后，储某与女儿一家产生矛盾，后更是赌气出走，到儿子家居住。至此，储某与女儿马某一家算是"划清了界限"，其女儿马某在老太离家后，并未前往看望。

因气不过如此被女儿对待，储某一怒之下将女儿、女婿告上法庭。北塘法院高鑫法官在协调未果的情况下，依法判处被告马某每两个月至少需至储某居住处看望问候一次，端午节、重阳节、中秋节、国庆节、元旦节这些节日，马某也应当至少安排两个节日期间内对储某予以看望。北塘法院院长袁挺表示，近年来精神赡养案件出现明显的增多趋势，老年人自我维权的意识也在增强，今后类似的"常回家看看"的案件或许会越来越多。同时袁院长认为，尽管新法将"常回家看看"写入条文，但对于如何监管执行并没有做出具体规定。此次案件判决，只是一个尝试，实际效果如何，还需司法实践进行检验。

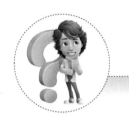

72. 老年人对自己的私房或公租房有哪些权利？

法律规定老年人对自己所有的私房享有房产权，可以自己居住使用，也可以依法赠予、出卖给他人；老年人对以自己名义承租的公房或他人所有的房屋，享有房屋租赁权。

可以从以下四个方面予以具体说明：

（1）对于老年人自有的房屋，子女或其他亲属不得侵占，不得擅自改变产权关系，不得擅自出卖、出租或拆除，子女或其他人要出资翻造的，应征得老年人同意，并事先签订有关协议，明确约定老年人享有的房产权的份额和使用权限，老年人自有的住房，赡养人有维修的义务。

（2）对于老年人承租的房屋，子女未经老年人同意，不得变更承租人，不得将房屋交换或退租，也不得强行挤占。

（3）子女在单位分配住房时，包括老年人份额的，老年人有同等的居住使用权，在安排住房时，应照顾老年人的特殊需要，不得强迫老年人迁居条件恶劣的房屋。

（4）在房屋动迁过程中，子女或其他亲属未经老年人同意，不得将老年人承租的公房买断或将买断所得的钱款占为己有，也不得在自己承租的公房动迁时，借口无房居住而挤占老人住房。

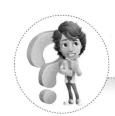

73. 老年人的财产是提前分给孩子，
还是留在自己名下？

老年人对其生前积累的财产，有根据自己心愿、子女和配偶对自己的关心与照顾情况，决定由一人或数人继承自己的遗产以及他们的继承份额，或者决定把自己生前积累的财产无偿地赠送给他人的权利。老年人享有自由处分自己个人合法财产的权利，常见的情况是将自己名下的房产以分家产的形式分给自己的子女所有。但在现实生活中，我们经常遇到父母将自己财产以立下协议或遗嘱的形式分给多个子女后，结果部分子女却认为父母对财产分配不公而拒绝赡养已经年老体弱的父母。

【案例1】

2001年，陈老伯购买了一套位于市区的两室一厅住房，与儿子共同居住。2007年7月，陈老伯的儿子和女友准备结婚，但苦于无钱购买婚房。陈老伯考虑到自己年事已高，房子迟早是儿子的，于是来到房产交易中心将自己的房屋过户给了儿子。两个月后，结了婚的儿子、儿媳开开心心地和陈老伯住在了一起。

然而，好景不长。一起生活没多久，儿子和儿媳就对陈老伯产生了反感，认为他又老又顽固，做什么事都妨碍到小两口的生活。很快，儿子以生活不方便且陈老伯对房屋无所有权为由，要求陈老伯搬到外面去租房子住。对此，陈老伯十分气愤，却又觉得无可奈何。他以为，既然房屋已是儿子的，自己有没有居住权也只能由儿子说了算。

【案例2】

今年80岁的许老太，老伴去世后一直独自一人生活，日常开销也由老人自己承担。由于大儿子身患重病，老人平日生活主要由二儿子和小女儿照顾。

2009年8月，许老太将自己所有的一套房屋，以买卖方式过户到女儿名下，女儿没有实际支付购房款。同年9月，在公证机关的公证下，许老太与女儿签订了一份赠予合同，约定由女儿对许老太尽赡养义务，为许老太养老送终，许老太则将名下的一套房屋作价42万元赠送给女儿。

2016年12月，许老太将女儿告上了法庭。许老太告诉法官，在取得房屋产权后，女儿对她的态度发生了很大转变，对她的关心急剧下降，很少来照顾看望她。自己生病后，女儿也对她毫不关心。许老太认为，女儿对自己没有尽到赡养义务，她对女儿的行为感到非常痛心，也非常后悔将房屋赠送给女儿，因此，要求撤销双方间的赠予合同，请女儿把42万元购房款还给自己。

以上案例告诉我们：父母不应该过早地将自己的房产全部处理掉。为了养老，父母应该留些财产给自己。

74. 哪些人可以继承老年人遗产，其继承顺序如何？

继承遗产是有法律程序的。配偶、子女、父母为第一顺序继承人，如果没有第一顺序继承人的，才能由第二顺序继承人继承，第二顺序的继承人为：兄弟姐妹、祖父母、外祖父母、孙子女、外孙子女。

一些认为老人不能继承子女的遗产的认识是不对的。此外，女性老年人享有依法继承其男性老年配偶遗产的权利，同时，男

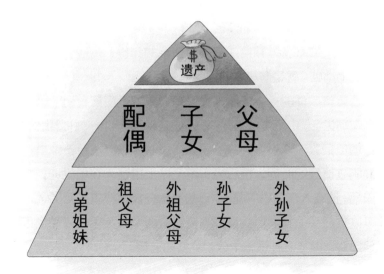

性老年人享有依法继承其女性老年配偶遗产的权利，那种认为男性老人的遗产只能由其子孙继承的说法是不合法的。

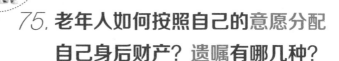

75. 老年人如何按照自己的意愿分配自己身后财产？遗嘱有哪几种？

老年人在生前对自己的个人合法财产有立遗嘱的权利。我国《继承法》第 16 条规定："公民可以立遗嘱，将个人财产指定由法定继承人的一人或者数人继承。公民可以立遗嘱将个人财产赠给国家、集体或者法定继承以外的人。"

遗嘱的种类共有五种：①公证遗嘱。就是生前立下遗嘱后，由公证机关予以公证的遗嘱。②自书遗嘱。就是由立遗嘱人亲笔书写、亲笔签名，并且注明书写遗嘱的年份，写明年、月、日。③代书遗嘱。就是自己请他人代笔书写遗嘱。但是，立"代书遗嘱"是要具备条件的：委托他人代笔写遗嘱的，应该有两个以上见证人在场见证，由其中一人代书，注明立遗嘱的时间，并且由代笔人、在场见证人、遗嘱人共同签名。④录音遗嘱。录音遗嘱中要明确说明立遗嘱的时间，也应当有两个以上见证人在场见证。⑤口头遗嘱。遗嘱人在危急情况下（一般是指在病情严重危及生命之下），可以立口头遗嘱。口头遗嘱也应当有两个以上见证人在场见证，但口头遗嘱是五种遗嘱中效力最低的遗嘱。

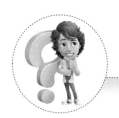

76. 什么样的遗嘱有效？什么样的遗嘱无效？

　　书面遗嘱也是合法有效的，不要求一定要公证。有效遗嘱除了满足形式要件，还应该满足以下5点实质要件：①遗嘱人须有遗嘱能力；②遗嘱须是遗嘱人的真实意思表示；③遗嘱不得取消缺乏劳动能力、又没有生活来源的继承人的继承权；④遗嘱中所处分的财产须为遗嘱人的个人财产；⑤遗嘱须不违反社会公共利益和社会公德。

　　如果公民在生前立有多份遗嘱的，而遗嘱内容存在相互抵触的，则以最后的遗嘱为准。

　　以下几种情况属于无效遗嘱：①无行为能力人或者限制行为能力人所立的遗嘱无效。②遗嘱必须表示遗嘱人的真实意思，受胁迫、欺骗所立的遗嘱无效，伪造的遗嘱无效。③遗嘱被篡改的，篡改的内容无效。④我国《继承法》规定，在立遗嘱人危急情况解除后，遗嘱人能够用书面或者录音形式立遗嘱的，所立的口头遗嘱就视为无效。⑤《继承法》中认可的有效的遗嘱形式只有公证遗嘱、自书遗嘱、代书遗嘱、录音遗嘱、口头遗嘱（紧急情况下）五种形式，并要求附随立遗嘱人或见证人亲笔签字，这五种形式以外的遗嘱均不具有法律效力。另外，自书遗嘱、代书遗嘱、录音遗嘱、口头遗嘱的时间虽然都在公证遗嘱之后，但仍然不得撤销、变更公证遗嘱。因为公证遗嘱具有最高的法律效力。

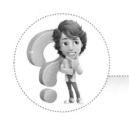

77. 保险有哪些种类？哪些与养老有关？

保险的分类比较复杂，因我们国家开展保险比较晚，很多人对其分类一般都不是很了解，常常引起许多对保险的误解，下面用图表做简要描述。

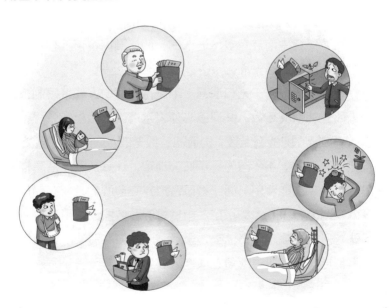

（1）社会保险

社会保险大家都比较熟悉，俗称"四险一金"中的四险都是社会保险，每个工作的人都是由单位统一组织上缴，直接从工资中扣除，是强制性的，以国家信用背书，非常安全可靠。虽然这些保险是秉承着"保基本、广覆盖"的原则，但养老保险和基本医疗保险都对我们的老年生活起到了非常重要的作用，免除了大部分老年人的后顾之忧。但社会保险只是保基本，只能让大家吃饱，无法解决大家吃好的问题，如需要吃好那么就需要商业保险进行一些有效地补充。

（2）商业保险

商业保险不是强制保险，上与不上都由大家自由决定，它主要依靠双方签订的保险合同来约束双方的权利与义务。下面简要介绍一些与养老有关的几种常见的保险险种，以解决大家养老过程中"吃好"的问题。

①补充养老保险

从险种名称中就可以看出，这是补充我们社会保险中养老金（即退休金）不足的一类险种。城镇职工在退休后领取的退休金往往与在职时的工资存在一定的差距，退休金占在职工资的比率一般在60%～70%。由于收入的下降在一定程度上会影响到我们的生活质量，如要继续保持在职时的生活水准就需要通过商业的补充养老保险进行补充。

目前，市场上主要的商业养老保险有个人缴费的个人养老保险、单位缴费为主的企业年金保险、团体补充养老保险等。商业养老保险的领取年龄、领取方式比较灵活多样，不一定要到退休的时候才能领取，也不一定非要一个月一领，完全可以按照你的意愿设定。商业养老保险的领取金额一般比较确定，在你投保时就能了解，而不像社会养老保险那样复杂和不确定。另外，国家为了提高年轻人投保养老保险的积极性，近期将出台税收优惠型的商业养老保险，以减轻投保时的经济压力。

②补充医疗保险

从险种名称中就可以看出，这是补充社会保险中基本医疗保险报销不足的险种。这类险种比较多，主要用于弥补个人在医疗费用方面的支出，故属于损失补偿类保险，也就是无论你投保多少这类险种，你得到的最大报销额度都不会超过所有的医疗费用支出，即保险公司采用客户不可获利的原则。例如，张三因病花费 10 000 元的医疗费用，假如基本医疗保险报销了 6 000 元，那么，商业医疗保险最多可以报销剩余的 4 000 元。

市场上常见的险种有：弥补基本医疗保险不负担交通事故相关费用的意外伤害医疗保险、住院医疗保险等；弥补在基本医疗保险范围内未报销部分的，与基本医疗保险直接对接的城镇职工补充医疗保险；弥补在基本医疗保险范围外的自费部分的一些基金型的管理式补充医疗保险等。这些险种的免赔额、报销比例、报销限额都需要在投保时与保险公司进行约定，个人或单位都可根据自身的职业、医疗费支出及其自身经济情况来确定具体的险种与相关约定。

③重大疾病保险

这类险种与社会保险没有直接的关系，但也直接影响着老年生活的质量。重大疾病保险的赔付与我们具体花了多少医疗费用没有关系，而是根据所得重大疾病对应的保险金额有关，如张三因恶性肿瘤的治疗共花费医疗费用 30 万元，而他投保的商业重大疾病保险的保险金额是 100 万元，那么保险公司不会因为张三只花费了 30 万元而只赔付这部分钱，还是会按照保险金额赔付 100 万元的。客户得到这笔赔款后可以自由支配，既可以交付医疗费用，也可以购买保健品，可以外出旅游，可以雇保姆等，因此重大疾病保险对于普通家庭还是非常必要的，可以避免因大病返贫的情况发生。

最近国家还出台了鼓励购买商业健康保险的税收优惠政策，如购买这类保险的人群国家会给予一定的税收优惠，减轻购买重大疾病保险的保费支出负担。这个保险也属于医疗费用报销类健康险，针对的是重大疾病的大额医疗费用支出，故其保险金额较高，可以基本覆盖重大疾病导致的费用负担；其创新和独特点在于放宽了被保险人的年龄范围，涵盖了部分的老年人；还允许带病投保这个保险，满足了老年人体弱多病无法投保商业保险的诉求，为老年人投保商业保险打开了一扇新的大门。

④长期护理保险

这个险种主要是为被保险人因年老、疾病或伤残而丧失日常生活能力，需要长期照顾时提供护理服务费用保障和经济补偿的保险，主要负担老年人的专业护理、家庭护理及其他相关服务费用支出的新型健康保险。

这个险种属于社会保险的范畴，目前这个险种在我国还处于试点阶段，只在一小部分城市尝试性开展，并没有大范围的覆盖，大家对它都比较陌生。但随着我国老龄化的快速发展，这个险种的必要性、紧迫性日益凸显，建立社会保障体系中长期护理保险的社会呼声日益高涨。但因国家还需要平衡税收、企业与个人负担等诸多难题，故在短期内全面铺开的可能性比较小。

⑤老年人特定险种

保险公司还开发有一些专门针对老年群体的险种，如老年人意外伤害保险、老年人骨折保险、老年人旅游保险、老年人住房反向抵押保险等。

老年人在商业保险中属于意外风险比较高的特殊群体，过去由于保险公司风险控制水平较低、保险数据比较缺乏等原因，针对老年人群体一般采取的都是规避风险的方法，也就是不保。在政府的大力推动下，广大老年人的保险意识也在逐步增强，希望保险公司也有一些专门的保险来承担他们的风险，同时随着保险公司风险控制水平的提高，逐渐积累了老年意外伤害的一些数据。于是这几年逐步开展了一些针对老年人的险种，以满足老年朋友的需要。但目前这部分险种还存在保障比较单一、保险金额比较小的问题，不能完全覆盖老年人日益丰富的保险需求，今后上升的空间还比较大。

⑥老年服务机构责任保险

这类险种主要针对的是一些为老年人服务的机构，满足他们因其服务过程中风险控制不力、服务不到位而造成老年人身体损害的经济损失。这类险种一方面可以让服务机构减轻后顾之忧，保障其正常的经营活动，另一方面也可以发挥保险公司风险的专业控制能力，协助服务机构改善和提高服务水平，间接地提高为老年人服务的能力。

以上简要介绍了一些与广大老年朋友有关的险种，这些险种有些是属于经济补偿型的，减轻大家在医疗、护理方面支出的经济压力，如补充医疗保险、税收优惠型健康保险、长期护理保险；有些是提高大家支付能力和收入的，减轻老年生活经济压力和负担的，如补充养老保险、老年人住房反向抵押保险等；有些是纯保障性的险种，是按照投保时的保险金额和约定的保险事故进行赔偿的，是弥补因突发状况造成生活和经济压力，减少因病返贫或因残返贫等情况的发生，如重大疾病保险、老年人意外伤害保险、老年人骨折保险、老年人旅游保险等；比较特殊的一类是保障服务机构的责任保险，是针对法人或社会团体的，但它可以让为老年人服务的机构组织更加安心、更加长久。

（3）保险公司在养老产业方面的积极探索

近几年保险公司除了提供以上的保险产品外，还采用"保险产品捆绑养老服务"的商业模式来延伸保险产品服务，在保险产品提供保障的同时，还给其客户提供一个未来养老生活安排的选择权，即提供养老、医疗和健康管理服务等。这类产品的形式既包括养老金，也包括医养服务，即"钱＋物"，既满足客户的养老保障需求又是财富管理的手段，这就是寿险公司投资医养产业的独特之处。

保险公司通过养老资产的战略性配置，收购、自建或租赁改造养老社区，同时投资控股养老服务机构或与之形成战略联盟，协同医疗护理、健康管理、候鸟旅游等资源，形成一个内容丰富、形式多样的开放性养老服务综合平台。保险公司通过养老社区租金收益权证券化，在养老社区中灵活绑定实物给付型保单，实现保险产品与养老社区的有机结合，为客户提供集保障、投资、养老于一体的服务型产品，实现保险权益在养老金领取和享受等值养老社区居住权及养老服务之间的互相转换，将保险服务从给付养老金向提供养老服务延伸。

相比开发商和其他投资养老产业的企业，保险公司一方面可以通过专业化的投资能力为老年人提供回报更高的资产增值方案，另一方面可以通过保险安排，帮助老年人重新错配现金流的收入和支出。这种错配可以是预售保险，通过在投保人青壮年时期，持续 10～20 年的投保，将未来的一次性资金需求分散到财富创造能力最强的 20 年中获得缓释。而对于已经接近退休年龄，需要在近期入住的老年人，保险公司也可以通过销售"住房反向抵押保险"等产品实现老年人"以房养老"的模式，将房产未来的现金流折现以解决老年人的入住问题。

今后随着政府对老年工作的不断重视，老龄化进程的不断加速以及商业保险工作不断深入与普及，保险公司将会开发更多的保险产品来保障老年人的生活，提供更好的保险服务来丰富老年人的生活，不断地提高大家的老年生活水平，使广大老年人的晚年更加安全、精彩和有尊严！